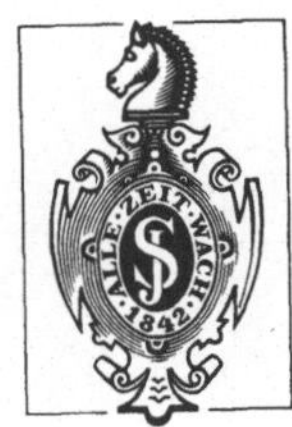

Ulrike Wied

Kunsttherapeutische Gruppenarbeit in der psychoanalytischen Heilpädagogik

Sendaks „Wilde Kerle" als Märchenspiel

Mit 55, zum Teil farbigen Abbildungen

Springer-Verlag
Berlin Heidelberg New York
London Paris Tokyo

Ulrike Wied
Diplompädagogin
Bülowstraße 5, 6200 Wiesbaden

ISBN-13:978-3-540-18287-0   e-ISBN-13:978-3-642-72951-5
DOI: 10.1007/978-3-642-72951-5

CIP-Titelaufnahme der Deutschen Bibliothek. Wied, Ulrike: Kunsttherapeutische
Gruppenarbeit in der psychoanalytischen Heilpädagogik: Sendaks „Wilde Kerle" als
Märchenspiel / Ulrike Wied. – Berlin; Heidelberg; New York; London; Paris; Tokyo:
Springer, 1988.
ISBN-13:978-3-540-18287-0

Gesamtherstellung: Appl, Wemding. 2119/3140-543210

„Es gibt Menschen, die können nie nach Phantásien
kommen", sagte Herr Koreander, „und es gibt
Menschen, die können es, aber sie bleiben für immer dort.
Und dann gibt es noch einige, die gehen nach
Phantásien und kehren wieder zurück. So wie du.
Und die machen beide Welten gesund."

(Michael Ende, *Die unendliche Geschichte*)

Vorwort

Diese Arbeit schrieb ich 1982 nach bereits 10jähriger Tätigkeit
als Kunsterzieherin an einer kleinen Schule für Lernbehinderte.

Die Idee, „Märchenspiele" meinen Schülern anzubieten, ist
ein Ausfluß eigener Begeisterung für Märchen und der eigenen
Freude am Spiel. Soweit es auch den Bedürfnissen der Schüler
entsprach, habe ich ihnen oft das im Unterricht angeboten, was
mich selber ansprach. Daraus entwickelten sich häufig Unter-
richtsprojekte. Eines möchte ich psychoanalytisch reflektiert vorstellen.

Da die Schule so klein ist, muß ich in allen Klassen unterrichten. Ich kenne jedes Kind von seinem ersten bis zu seinem letzten Tag in der Schule. Oft hatte ich schon die Geschwister im
Unterricht. Mit der Zeit bahnt sich der Kontakt zu den Eltern an.
Das Wissen um den familiären Hintergrund eines jeden Kindes,
die Kenntnis des persönlichen Schicksals und der kontinuierliche
Kontakt schärfen das Gefühl dafür, was im Unterricht machbar
ist. Auf dieser Grundlage kann ich mich ein Stück weit auf „päd-
agogisches Neuland" hinauswagen, um auszuprobieren, wie am
besten jeder einzelne Schüler zu erreichen ist. Dabei habe ich
das Ziel, ihn im Umgang mit seinen Schwierigkeiten zu beglei-
ten.

Das Projekt „Die wilden Kerle" ist Gegenstand dieser Arbeit.
Es ist nach einigen Teilversuchen in verschiedenen Klassen entstanden. Es dann in der dargestellten Form anzubieten, bedeutete für mich, die Herausforderung anzunehmen, die vor einigen
Jahren eine Klasse an mich stellte. Sie war ein „Haufen" von
16 schwierigen und schwierigsten Schülern im Alter zwischen 10
und 14 Jahren, 9 Jungen und 7 Mädchen, die sich erst zu einer
Klasse zusammenfinden mußten. Keinen dieser Schüler möchte
ich als „dumm" bezeichnen. Aber alle waren „Spieler" und
„Träumer" auf ihre Art. Damit immunisierten sie sich sowohl
gegen die „feindliche" Umwelt als auch gegen das Echo eigener
Schwierigkeiten.

Als ich einmal bei Fenichel (1975) zum Stichwort „Kleptoma-
nie" nachlas, mußte ich besonders an diese Schüler denken. Der

Autor vergleicht die krankhaften Diebe mit einer bestimmten Art von „Spielern", für die gilt:

> Bedeutet ein Gewinn beim Spiel eine Rebellion mit dem Ziel, sich das Benötigte einfach zu holen, so wird ein Verlust unbewußt als eine Anbiederung an das Schicksal aufgefaßt, die dem gleichen Zweck dient (S. 254).

Unter Druck geht dann der spielerische Charakter verloren, und Fenichel schreibt im gleichen Zusammenhang:

> Das Ich vermag dann nicht mehr zu kontrollieren, was es einmal angefangen hat, und wird von einem Teufelskreis aus Angst, gewalttätigem Sicherheitsbedürfnis und erneuter Angst vor der Intensität dieser Gewalt überwältigt (S. 255).

Ich hatte mir vorgenommen, meinen Schülern einen Ersatz zu bieten für all ihre „faulen Tricks", ihren Selbstbetrug im Umgang mit sich und den anderen. Ich wollte erreichen, daß die kognitiven Kapazitäten nicht mehr im Dienste scheinbarer Größe sich verbrauchen, sondern dazu genutzt werden können, sich echten Selbstwert auf real mögliche Weise zu verschaffen.

Um dieses Ziel zu erreichen, mußte mein Angebot attraktiv sein und Anerkennung versprechen. Dabei konnte die unbewußte Seite der Kinder so verschleiert angesprochen werden, daß eine angstfreie Annäherung möglich war.

So habe ich ihnen als Ersatz für anderweitig entgangenen Spaß das Spielen einer Geschichte vor den Eltern an einem eigens dafür einberufenen Elternnachmittag vorgeschlagen. Die Geschichte *Wo die wilden Kerle wohnen* von M. Sendak (1967) ist ein Bilderbuch für das Vorschulalter. Es enthält für meine Kinder wesentliche Inhalte, nämlich die eigene Wildheit, Größenwünsche und den Umgang mit kränkenden Situationen. Hätten diese Momente nicht angesprochen, ich bin sicher, die Kinder hätten mich auslachen müssen. Aber so entstand bei den Vorbereitungen ein Klima des „Nicht-mehr-Zurückkönnens". Damit zeigten meine sonst so unsteten Schüler Durchhaltevermögen. Sie lernten, Konflikte auszuhalten und an ihrer Bewältigung zu arbeiten.

Bevor ich die theoretischen Grundlagen des Unterrichtsprojekts und dessen Durchführung vorstellen werde, möchte ich über meine Schüler sprechen und die Klassengeschichte soweit darstellen, wie es für ein Verständnis sinnvoll erscheint. Im letzten Abschnitt stelle ich einige mich leitende didaktische und methodische Überlegungen vor.

Wiesbaden, November 1987   Ulrike Wied

Inhaltsverzeichnis

1 Meine Schüler

Dadurch, daß meine Schüler die Sonderschule für Lernbehinderte besuchen, stellen sie eine Negativauslese im Sinne unserer Leistungsgesellschaft dar. Sie sind durch ein gesetzlich normiertes Verfahren ausgewählt und zugewiesen worden; gleichzeitig wurden sie damit in ihren Berufs- und Lebenschancen beschnitten.

Die wichtigsten Kriterien für die Sonderschuleinweisung sind sowohl die fehlende Förderbarkeit des Kindes in der Grundschule als auch die Negativabweichung des Intelligenzquotienten (IQ) um einen Standardwert vom Mittelwert.

Der IQ ist sicherlich einer der besten Indikatoren für die Vorhersage von Schulerfolg. Die Prognose aufgrund dieses Kriteriums reicht jedoch nicht hin. Betrachten wir den für diese Zwecke wohl am häufigsten verwendeten Test, den Hamburg-Wechsler-Intelligenztest für Kinder. Hier beträgt die Korrelation zwischen dem Gesamt-IQ und dem Lehrerurteil nach Priester (zit. nach Schmidtchen 1975, S. 80) $r = 0,83$. Die Quadrierung dieses Maßes ergibt erst den die Schulleistung determinierenden prozentualen Anteil (aufgeklärte Varianz) des Intelligenzquotienten. Aufgrund der Angaben von Priester wäre somit nur ein Anteil von 69% der Schulleistung durch das Intelligenzmaß bei diesem Test vorhersagbar. So sind auch die Ergebnisse von Kemmler (1967) nicht verwunderlich. Sie konnte zeigen, daß bei einer Stichprobe von $n = 2659$ Schülern im 3. Schulbesuchsjahr 87 Schüler zur Gruppe der Minderbegabten (Debilität, mittlerer IQ von 73 Punkten) zu zählen waren. Von ihnen waren lediglich 3% (!) in die Hilfsschule eingewiesen worden (S. 164). Eine andere Information ist noch eindrucksvoller. Aufgrund der Normierung von Intelligenztests ist es vorgegeben, daß ca. 16% eines jeden Jahrgangs in den Bereich fallen, der um einen Standardwert negativ vom Mittelwert abweicht. Nach einer Schätzung von v. Bracken (1965) beträgt jedoch der Anteil der Lernbehinderten im volksschulpflichtigen Alter ca. 6% (S. 79).

Es wird deutlich, daß eine Reihe anderer Faktoren neben der Intelligenz für das Lernversagen in der Grundschule verantwortlich zu machen sind. Hierzu zählt Bach (1971, S. 9) körperliche Entwicklungsrückstände und Anfälligkeiten, Sinnesbeeinträchtigungen, hirnorganische Schädigungen, soziokulturelle Benachteiligungen, familiäre Belastungssituationen, emotionale Beeinträchtigungen sowie Verhaltensauffälligkeiten. Keiner der angeführten Faktoren bedeutet zwingend eine Sonderschuleinweisung, jeder für sich erhöht jedoch im Verhältnis zur Stärke seiner Ausprägung die Wahrscheinlichkeit dazu.

Gehe ich einmal die Schulschicksale meiner Kinder durch, muß ich feststellen, daß bereits mit 6 oder 7 Jahren Hinweise auf eine spätere Sonderschuleinweisung in fast allen Fällen zu erkennen waren.

Entwicklungsmäßig sollten sich die Kinder bei Schuleintritt in der Latenzphase befinden. Ist die bisherige Entwicklung ohne allzu große Auffälligkeiten verlaufen, so finden wir im Latenzalter sehr sachorientierte Kinder. Es ist die Zeit, in der wir erste Hobbies beobachten können. Viele Kinder beginnen mit Sammeleifer und der Ausbildung spezieller Interessen, die sich auf alle möglichen Inhalte erstrecken (vgl. A. Freud 1971, S. 85). Jedem Lehrer dürfte bekannt sein, daß Kinder in dieser Entwicklungsphase sich leicht fixieren und gut lenken lassen. Nach meiner Erfahrung beginnt diese Entwicklung etwa bei Schuleintritt und steigert sich bis zum Beginn der Vorpubertät.

Aber gerade in der Sonderschule gibt es eine Reihe von Kindern, die dieses sachorientierte Verhalten nicht zeigen. Wir haben es hier mit Entwicklungsverzögerungen und/oder Fehlentwicklungen zu tun.

Einmal gibt es Kinder, die noch nicht in der Lage sind, die libidinöse Besetzung von den Eltern abzuziehen und auf Altergenossen zu übertragen. Zum anderen sehen wir Kinder, bei denen der Ödipuskomplex noch nicht untergegangen ist und sich eine infantile Neurose gebildet hat. In beiden Fällen finden wir „... Störungen in der Anpassung an die Gemeinschaft, mangelndes Interesse am Schulleben, Schulängste und hochgradiges Heimweh ..." (A. Freud 1971, S. 71).

In der Sonderschule für Lernbehinderte sehen wir 2 Typen von Kindern. Einmal sind es diejenigen, deren Leistungsversagen auf physiologischen Abweichungen beruht. Die Rezeptoren haben nicht die Leistungsfähigkeit, die der Norm entspricht, und/oder die kognitive Verarbeitungskapazität ist herabgesetzt. Diese Ursachen von Lernschwäche treten natürlich in eine Wechselwirkung zum Selbsterleben. Oft findet eine Verstärkung der Schwäche durch eine wenig einfühlsame Umgebung statt. All dies begünstigt ein negatives Selbstbild und vergrößert die Schwierigkeit, trotz Behinderung zu lernen. Zum anderen haben wir es mit Kindern zu tun, deren Lernschwierigkeiten nur sehr schwer auf Defizite im kognitiven und perzeptiven Bereich zurückzuführen sind. Diese Kinder stehen sich selber mit ihren seelischen Problemen im Wege.

1.1 Die Klasse Z

Zu Beginn des Schuljahrs übernahm ich die Mittelstufe als Klassenlehrerin. Es waren 7 Jungen und 3 Mädchen im Alter zwischen 11 und 14 Jahren. In dieser Form bestand der Klassenverband bereits 1 Jahr.

Von den 10 Schülern kam einer direkt nach der Vorschule, 3 nach 1 Jahr und die anderen nach bis zu 3 Jahren Grundschule zu uns. Die letzte Gruppe hatte mehrmaliges Sitzenbleiben erfahren; einige von ihnen waren auch schon zurückgestellt worden.

Bei der Verteilung der Klassen an die Kollegen hatte ich insgeheim die Klasse Z favorisiert. Die einzelnen Schüler sprachen mich an. Einige der Familien kannte ich, da ich schon ältere Geschwister unterrichtet hatte. Die ganze Klasse war mir bereits vom Fachunterricht in der Grundstufe bekannt. Schon dort fiel sie mir durch ihre heterogene Zusammensetzung auf. Wie vielfältig die Ursachen des Lernversagens, so unterschiedlich waren auch die häuslichen Verhältnisse. Es gab einige sehr wilde und einige sehr gehemmte Kinder. Ich spürte Dynamik und Energie.

Will man die Klasse Z beschreiben, so lassen sich die Schüler im wesentlichen in 3 Untergruppen zusammenfassen:

Gruppe 1: Es handelte sich z.T. um relativ gut begabte Schüler. Ihre Selbsteinschätzung pendelte zwischen Größenvorstellungen und Minderwertigkeitsgefühlen. Hochsensibilisiert für kleinste Angriffe, wurde unverhältnismäßig stark zurückgeschlagen. Selbststeuerung und Sozialanpassung fehlten weitgehend. Ich hatte bei diesen Schülern den Eindruck, daß sie nirgends wirklich gewollt waren.

Gruppe 2: Sie fiel auf durch starke Retardierungen. So waren z.B. Verhaltensweisen zu beobachten, die teilweise dem Vorschulalter entsprachen. In der Klasse konnten sich die Kinder nur schlecht durchsetzen.

Von den Eltern weiß ich, daß Krankheiten einiger dieser Schüler als psychosomatisch diagnostiziert worden waren.

Gruppe 3: Die Kinder dieser Gruppe waren altersentsprechend entwickelt, verfügten über eine durchschnittliche Intelligenz (unterer Normbereich) und zählten zu den leistungsstarken Schülern der Klasse.

In Überforderungssituationen wurden öfters persönliche Schwierigkeiten sichtbar. So kam es zu Trotz, „handfesten" Auseinandersetzungen mit der Faust oder Rückzugsverhalten. Einigen fehlte es an Selbstvertrauen.

Im Laufe des Schuljahrs kamen 7 Schüler im Alter zwischen 10 und 12 Jahren hinzu. Der größte Teil von ihnen hatte bisher die Grundstufe besucht, einige waren von der Grundschule zugewiesen worden. Durch die Zugänge und einen Abgang war die Klasse während des 1. Halbjahrs ständig Veränderungen ausgesetzt.

Die Kinder aus der Grundstufe, die dort die älteren gewesen waren, zählten nun als Kleine. Die schulischen Vorerfahrungen waren vergleichbar mit denen der Stammgruppe. Die neuen Schüler brachten viele familiäre Spannungen mit in die Klasse. Ferner fielen sozioökonomische Schwierigkeiten in den Herkunftsfamilien auf.

Vom Verhalten der Schüler ausgehend, möchte ich 2 Untergruppen beschreiben:

Gruppe 1: Die Kinder hatten aufgrund der Familiendynamik oder Geschwisterstellung eine günstige Position zu Hause. Es waren „Sonnenkinder", die in der Familie und im Klassenverband gemocht wurden. Diese lebhaften, aufgeweckten Schüler konnte man leicht mit sie interessierenden Dingen fesseln.

Gruppe 2: Es handelte sich um Kinder, die ihr Leistungsvermögen nur recht schlecht einschätzen konnten und auf Versagen sehr schnell gekränkt reagierten. Zu ihrem Repertoire zählten Trotz, Weinen, starke innere Erregung, Fluchtverhalten und Wut. Bei all diesen Kindern spürte ich eine hohe Sensibilität für soziale Situationen und drohenden Mißerfolg, ohne jedoch die Informationen in adäquates Verhalten umsetzen zu können.

Nunmehr hatte ich eine Gruppe von 16 Schülern im Alter zwischen 10 und 14 Jahren unterschiedlichster sozialer Herkunft und mit teilweise massiven persönlichen Schwierigkeiten (z.B. Enuresis, Schulangst).

1.2 Die Klassengeschichte

Ich erlebte die Schüler zu Beginn des Schuljahrs als sehr undiszipliniert. Es gab wenig gemeinsame Interessen. Fast alle fühlten sich in irgendeiner Form als Außenseiter und empfanden die Sonderschule als Makel. Sie waren mit sich selbst unzufrieden, und es war üblich, über alles und jedes zu schimpfen.

Als vordringlichste pädagogische Aufgabe sah ich es an, Bedingungen zu schaffen, die

- aus beiden Klassen eine Gruppe zu werden ermöglichten;
- das Selbstwertgefühl eines jeden Schülers und der Klasse als Kollektiv förderten;
- die Auseinandersetzungen mit den Außenseitern ermöglichten;
- eine nachholende Entwicklung förderten,

um auf diese Weise den Lernwillen und das Lernvermögen meiner Schüler zu unterstützen.

Um den Zielen näher zu kommen, mußte der Unterricht zumindest in einigen Fächern über einen langen Zeitraum so motivierend auf die Schüler wirken, daß sie bereit waren, sich persönlich dafür zu engagieren. Ich mußte etwas anbieten, womit die Kinder sich identifizieren konnten und was zugleich auch Spaß machte. Andererseits galt es, Verhaltensweisen entgegenzuwirken, die nicht mit den gesteckten Zielen vereinbar schienen.

Die erste dieser Maßnahmen war die Meckerstunde. Da eine mit sich unzufriedene Klasse relativ unfähig ist zu lernen, machte ich das Schimpfen zum Thema. Ich forderte auf, sich über alles und jedes, über mich und die Mitschüler zu beschweren, jedoch mit der Auflage, erst einmal etwas Gutes über den anderen zu sagen. Ich war da sehr konsequent, und man konnte sehen, wie ungeübt die Kinder darin waren, positive Aspekte zu bemerken und auszudrücken. Nachdem mit sehr viel Mühen etwas Gutes zum Problem oder einem Menschen gesagt war, zeigte sich die negative Seite schon in einem anderen Licht. Diese Maßnahme erfreute sich bei den Kindern zunehmender Beliebtheit und wurde über das ganze Jahr hindurch regelmäßig durchgeführt.

Um besser miteinander auszukommen, beschlossen wir gemeinsam, einige Grundregeln für das Verhalten festzulegen. Wie grundlegend die an die Wand gehefteten Vereinbarungen waren, zeigen 2 von den Schülern eingebrachte Beispiele: „NICHT BEISSEN" und „NICHT SPUCKEN". Hielt man sich an die selbstgegebene Ordnung nicht, war ich auch bereit, der ganzen Klasse irgendetwas zu streichen. Mein Verhalten war mit den Kindern besprochen, und sie konnten eine Erwartungshaltung aufbauen. Diese vermittelte ein Stück Sicherheit. Andererseits hatten sie viele Freiräume und Möglichkeiten zur Eigeninitiative. So gestalteten sie ihren Klassensaal selbständig aus und brachten Dinge von daheim mit. Es war ihr Raum, und ich stellte meine Vorstellungen von Schönheit zurück. Außerdem pflegten sie gemeinsam eine kleine Blumenecke. Bei persönlichen Nöten riefen sie mich privat an. Franz[1], ein Schüler mit schlecht ausgebildeter Selbststeuerungsfähigkeit, nutzte die Gelegenheit oft, um sich für sein Verhalten im Unterricht zu entschuldigen.

Eine andere wichtige Maßnahme war das Tanzen im Musikunterricht. Zu Beginn des Schuljahrs hatte ich die Idee, zum Chanson „Der Orangendieb" eine Tanzpantomime einzuüben. Sie kam an.

> Der Orangendieb ist ein junger Mann, der den Vorurteilen der Umgebung ausgesetzt ist und keine Chance hat, sich gegen die Übermacht der Verdächtigungen, Drohungen und Angriffe zu wehren. Er versteht seine Umgebung nicht mehr, will fliehen, wird aber daran gehindert.

Meine weiteren Angebote bestanden aus Gospelsongs, Pop- und Filmmusik und Schlagern der 20er Jahre, die sich gut parodieren ließen. Versteckt sprachen sie neben dem Außenseiterproblem Sexualität, Dorfsituation etc. an. Es wurde in Gruppen mit Hauptdarstellern, mit Partnern und solo getanzt. Die Choreographie wurde immer gemeinsam erarbeitet. Daneben konnten die Schüler eigene Schallplatten mitbringen und sich frei zur Musik bewegen.

Das Tanzen kam sowohl bei den unruhigen Schülern als auch bei den gehemmten an. Dadurch, daß die Motorik eine Kanalisierung fand, entlastete sie die Undisziplinierten. Gleichzeitig wurden die Ruhigen ermutigt, aus sich herauszugehen. Im Tanzen sah ich die Chance, die Klasse zu einer echten Gruppe werden zu lassen.

> Auf eine vorsprachliche Kommunikationsform abhebend, suchte ich eine Verständigungsbasis (Kohut 1975a, S.160; Leber 1979). Der Schutz eines spielerischen Arrangements erlaubte eine mit direkter Triebabfuhr assoziierte Motorik (Müller-Braunschweig u. Möhlen 1980, S.1086). Auf diese Weise war eine wechselseitige empathische Kommunikation ermöglicht, die „Wir-Gefühle" förderte. Indem vorsprachliche Interaktionen regressiv wiederbelebt wurden, suchte ich eine „... neue Verständigungsbasis, von der aus dann eine bessere Entwicklung, erfolgreichere Bildungsschritte angebahnt werden ..." (Leber 1979) konnten.

Als wir sahen, wie gut die Pantomimen wurden, nahmen wir einen Elternnachmittag in Aussicht. Da ich zu dem Termin erkrankte, schlug ich vor, weiter zu üben und im Sommer ein „großes Programm" zu zeigen. Auf diese Weise wurde das ganze Schuljahr intensiv mit dem Ziel der Aufführung gearbeitet. Dabei fotografierte ich viel und gab so über die Bilder den Kindern Rückmeldung. Die Schüler konnten die Abbildung ihres Verhaltens annehmen, weil ihnen gleichzeitig Wert beigemessen und narzißtische Momente angesprochen

---

[1] Die Namen sind aus Anonymitätsgründen geändert worden.

wurden. Damit war ein ständig frustriertes Grundbedürfnis befriedigt. Ich kann mich noch gut an eine Situation erinnern, als wir eine Reihe von Fotografien nebeneinanderlegten und die Schüler von sich aus feststellten, welche Fortschritte sie bereits gemacht hatten, und wie gut sie doch mittlerweile seien.

Das Zusammenspiel dieser oben angesprochenen Momente intensivierte nach meinem Empfinden den Gruppenprozeß und lockerte das Verhalten auf. So erlebte ich es als günstig, $\frac{3}{5}$ der Wochenstunden in der Klasse Z zu unterrichten. Auf diese Weise war es möglich, den Gruppenprozeß unterstützende und lenkende Maßnahmen gleichzeitig anzubieten. Für mein Empfinden hat sich die Kombination von „Meckerstunde", Tanzen und kreativem Gestalten im Kunstunterricht positiv ausgewirkt.

Im musischen Bereich wurden Projektionsmöglichkeiten angeboten, in denen die durch den Gruppenprozeß verstärkten Affekte auf Ich-syntone Weise ausgelebt werden durften. Einzelgespräche – besonders im Kunstunterricht – wurden seitens der Kinder mit mir sehr persönlich.

Bereits zu Beginn der letzten Dekade des Schuljahrs waren die Bewegungen meiner Schüler fließender und eleganter und ihr Sprechen freier geworden. Gerade diese Momente werten Müller-Braunschweig u. Möhlen (1980, S.1090) als Indikator für „... eine verbesserte intrapsychische Integration und den Abbau pathologischer Abwehrformen ...".

Ich hoffe einen ungefähren Eindruck von meinen Schülern, meinen pädagogischen Intentionen und den Gruppenprozessen vermittelt zu haben bis zu dem Zeitpunkt, als das Märchenspiel *Wo die wilden Kerle wohnen* einsetzte.

Für die Aufführung am Elternnachmittag schlug ich im letzten Viertel des Schuljahrs den Kindern Sendaks Kinderbuch vor, und meine Schüler akzeptierten. Es entstand in der Klasse die Atmosphäre einer Geheimsituation, es werde etwas unerhört Tolles gemacht.

2 Der Zugang zum Unbewußten

Das Verhalten ist nicht nur abhängig von objektiven Gegebenheiten und Anreizen, sondern – und vor allen Dingen – von der Genese eines Menschen und der steuernden Wirkung des Unbewußten.

Hier finden sich die positiven wie negativen Erfahrungen, die unerledigten und falsch verarbeiteten Konflikte, die Wünsche und Sehnsüchte, die Verbohrtheit und Verbissenheit, die Angst und Spannung eines Menschen. Freud ist soweit gegangen, das Primärprozeßhafte im Unbewußten anzusiedeln und das von der Realität geprägte Verhalten als den Sekundärprozeß zu bezeichnen.

Für meine Schüler ist es oft schwierig, die Abkömmlinge des Unbewußten durch das Ich zu kanalisieren und so zu einer günstigen Anpassungsleistung zu gelangen. Hierfür sind Erziehungsdefizite und Milieuschädigungen mitverantwortlich. Entwicklungsbedingt befinden sie sich in einem Alter (Latenz, Vorpubertät und Pubertät), in dem die Ich-Leistungen noch im Aufbau begriffen sind.

Der Kunstunterricht bietet gerade hier besondere Möglichkeiten, unter Einbeziehung unbewußter Elemente kompensatorisch zu wirken. Hierbei ist es von Vorteil, daß auf symbolischer Ebene der Umgang mit Inhalten unbewußter, vorbewußter und bewußter Art geübt werden kann. So lassen sich Ich-Funktionen stärken.

Um meine Schüler im Umgang mit sich und der Umwelt zu fördern und dadurch auch ihr Leistungsverhalten zu unterstützen, entschloß ich mich, im Kunstunterricht eine Geschichte mit märchenhaften Zügen anzubieten. Als solche verstehe ich Sendaks Kinderbuch *Wo die wilden Kerle wohnen* (1967). Die Geschichte schildert den Weg eines kleinen Jungen, der nur „Unfug im Kopf" hatte, deswegen von seiner Mutter gescholten wurde und nach einer Traumreise zu den „wilden Kerlen" sich der Mutter wieder annähert. Ich hoffte, mit der Geschichte ein zentrales Problem meiner Schüler getroffen zu haben und durch die wiederholte Durcharbeitung in Zeichnung, Maskenbau und Vorspielen einen besseren Umgang mit der „Wiederannäherung" (Mahler 1972, 1975a, b) zu erreichen.

In diesem Kapitel sollen einige theoretische Grundlagen für die Konzipierung des Unterrichtsprojekts besprochen werden.

2.1 Die Auswirkungen des Primärprozesses

Psychoanalytische Forschung legt die Annahme eines Unbewußten nahe. So ist es z.B. im Hypnoseexperiment möglich, längst vergessene Erinnerungen und Empfindungen wieder hervorzuholen. Auch wenn dieses Wissen nicht unmittelbar dem Wachbewußtsein zugänglich ist, wirkt es nach psychoanalytischer Überzeugung nicht unerheblich auf unser Handeln. Nach Freud arbeitet das Unbewußte nach vom Wachbewußtsein und Vorbewußtsein verschiedenen Regeln.

Die Funktionsweise des Unbewußten entspricht den Gesetzen, nach denen das Fühlen und Wahrnehmen eines Kindes vor dem Spracherwerb vor sich geht: Die Strebungen sind final, und die Realität wird nach den Regeln des Lust-Unlust-Prinzips gesehen. Wünsche können auch halluzinatorisch erfüllt werden. Die Energie ist frei flottierend. Zeitliche und logische Ordnung haben so gut wie keinen Stellenwert. Die Möglichkeit von Zweifel und Negation ist nicht gegeben (vgl. Wyss 1977, S.69). Damit besteht kein Schutz vor den Reizen der Außenwelt, keine Sicherheit.

Im Zuge des Spracherwerbs differenziert sich aus dem Unbewußten das Vorbewußte und das Bewußte. Dabei dominieren die unbewußten Vorgänge – sie werden Primärprozeß genannt – das Vorbewußte und das Bewußte, den Sekundärvorgang.

Der Primärvorgang ist auf unmittelbare Abfuhr gerichtet. Die Wahrnehmungsidentität zwischen dem inneren Bild des Objekts, der ursprünglichen und der augenblicklichen Befriedigungsmöglichkeit wird gesucht. Das kann bis zur halluzinatorischen Verzerrung der Wirklichkeit gehen. Aufgrund der Ungebundenheit der Energie, die dem Unbewußten zur Verfügung steht, sind die wichtigsten Hilfsmittel des primärprozeßhaften Denkens die Verdichtung und Verschiebung.

Der Sekundärprozeß ist durch den Umgang mit der Sprache geprägt. Durch sie erfährt das Denken des Kindes eine Kanalisierung, entsprechend der zur Verfügung stehenden Begriffe.

Der Sekundärvorgang steht im Dienste der Realitätsanpassung (vgl. Fenichel 1974, S.29 und 77). Um dieser aber gerecht werden zu können, bedarf es in der Entwicklung noch einiger Zwischenschritte.

In früher Kindheit ist das durch die Sprache kanalisierte Denken noch durchsetzt mit magischen Elementen. Sie dienen der Wunscherfüllung des Primärprozesses. Die Konfrontation mit der Realität überfordert noch die Informationsaufnahme und -verarbeitung des kindlichen Ich. Es sucht Stütze durch magischen Ausgleich. Die „Allmacht der Gedanken" wird zur „Allmacht der Worte" (Fenichel 1974, S.73). Dieses lang andauernde Entwicklungsstadium erlaubt in zunehmendem Maße – zunächst in Ansätzen – Kommunikation mit der Umwelt und Antizipation von Ereignissen. Damit wird auch erstes Probehandeln möglich. Die halluzinatorische Wunscherfüllung erfährt eine Wandlung auf „. . . die Vorstellung zukünftiger Ereignisse und schließlich auf die abstrakten Symbole solcher Ereignisse" (Fenichel 1974, S. 73).

Spätes logisches Denken ist erst aufgrund eines starken Ich möglich. Die Fähigkeit zum Aufschub und Aushalten von Spannungen setzt voraus, daß die Seele unbewußte Strebungen zumindest zeitweise zurückhalten kann. Erst dann ist die Voraussetzung geschaffen, Realität sachimmanent zu begreifen und zu beurteilen.

Der ausgereifte Sekundärprozeß beinhaltet Aufmerksamkeit, Urteilsvermögen, Entscheidung, waches Denken und kontrollierte Handlung. Laplanche u. Pontalis (1977) führen aus:

> Beim Sekundärvorgang ist die Energie zunächst „gebunden", bevor sie in kontrollierter Form abströmt; die Vorstellungen werden auf eine stabilere Weise besetzt, die Befriedigung wird aufgeschoben und erlaubt so psychische Erfahrungen, die die verschiedenen möglichen Befriedigungswege erproben (S. 397).

Ein wesentliches Merkmal des Sekundärprozesses ist die Denkidentität. Sie umfaßt 2 Prozesse: einmal modifiziert sie die nach dem Lustprinzip gebildeten Strebungen entsprechend den Forderungen der Realität; zum anderen zeigt sie einen Weg entsprechend den Realitätserfahrungen zum Lustprinzip auf.

Die Umwandlung von primär- in sekundärprozeßhaftes Denken erfordert Leistungen des Ich. Es hat als Mittler zwischen Unbewußtem und Realität die Anpassungsleistung zu erbringen. Ist das Ich stark genug, kann es im Konflikt das Wunschdenken beschneiden; anderenfalls können unbewußte Strebungen das Ich überschwemmen. Der letzte Fall ist mit einer Trübung des Wahrnehmungs- und Urteilsvermögens verbunden. Um uns selber zu stabilisieren und vor Triebeinbrüchen zu bewahren, stehen uns allen Abwehrmechanismen zur Verfügung. Es sind Techniken zum Schutz gegen Triebansprüche. Diese Schutzmaßnahmen sind ein kompliziertes Zusammenspiel von Besetzungsentziehungen, Wiederbesetzungen und Gegenbesetzungen. Sie benötigen psychische Energie und schwächen somit den Organismus. Zu unterscheiden sind Äußerungen des Unbewußten von solchen, die durch Abwehr umgeformt worden sind. Ich möchte dies am Beispiel des Symbols darstellen.

Symbole sind Zeichen mit Doppelcharakter. Sie entsprechen der frühkindlichen Vorstellungswelt. Diese „. . . ersten Vorstellungen sind nicht Summen distinkter Elemente, sondern Ganzheiten, die in einer noch undifferenzierten Weise aufgefaßt und durch die emotionalen Reaktionen vereinigt werden, die sie hervorgerufen haben" (Fenichel 1974, S. 76).

Im Symbol werden Vorstellungen verdichtet. Auch wenn es unterschiedliche Begriffsinhalte vereinigt, so erfolgt doch eine ähnliche emotionale Reaktion. So wird das eine für das andere als Symbol verstanden.

Das ursprüngliche symbolische Denken ist vom Primärprozeß gesteuert und entsprechend vage. Für das Kleinkind ist Symbol und symbolisierter Inhalt identisch. Beim Erwachsenen finden wir Symbolgebrauch in Verbindung mit einem regressiven Zustand. Wird das Symbol im Dienste der Abwehr benutzt, so ist es bewußt, die symbolisierte Vorstellung unbewußt, und die damit verbundenen Affekte werden beibehalten. Fenichel (1974, S. 74) verdeutlicht am Beispiel des Phallussymbols: „Die deutliche Vorstellung eines Penis ist erfaßt, aber verworfen …".

Gleichzeitig ist an diesem Beispiel die Wirkung der Zensur zu erkennen. Es hat eine Verschiebung stattgefunden, die den wahren Gehalt nicht unmittelbar offenbart.

Fenichel (1974, S. 75) bezeichnet Symbole als „affektive Syndrome", in die individuelle (ontogenetische) und kollektive (phylogenetische) Erfahrungen eingehen. Sie haben eine Mittlerfunktion zwischen Unbewußtem und Bewußtem. Besondere Bedeutung erlangen Symbole in der Kunst und in der Psychophatologie.

Besonders wichtig für unser Erleben sind die Bilder, die wir von uns selber und unseren wichtigsten Bezugspersonen aufgebaut haben. Die Erfahrungen können sowohl bewußt, vorbewußt als auch unbewußt sein. Insbesondere unsere Erlebnisse in den ersten Lebensjahren sind wichtig, weil sich hierauf die weiteren Erfahrungen aufbauen, unsere Seele noch stark formbar ist und durch den erst beginnenden Aufbau eines Sekundärprozesses das Erleben weitgehenden und bleibenden Einfluß auf den Primärprozeß hat. Erinnerungsspuren verdichten sich zu Erinnerungsinseln und werden zu Repräsentanzen des Selbst und der Objekte, so z. B. der Eltern, Geschwister und anderer Bezugspersonen. Diese „Erfahrungsmuster" sind zu trennen von den tatsächlichen Eigenschaften; es sind lediglich die „inneren Bilder" als Ergebnis der Verarbeitung gemachter Erfahrung (vgl. Jacobson 1978, S. 31). Soweit die Repräsentanzen unbewußt bleiben, steuern sie unsere Wahrnehmung. Hiermit verbunden ist ein „Aufsuchverhalten" im Hinblick auf Situationen, die an frühkindliche Erlebnisse mit nahen Bezugspersonen erinnern sollen. Dabei suchen wir die Bestätigung unserer früh erworbenen Weltsicht in der späteren Realität. Dieses Phänomen beschreibt Fenichel (1974) wie folgt für die Analysesituation:

> Der Patient mißversteht die Gegenwart in Begriffen der Vergangenheit; statt sich dann der Vergangenheit zu erinnern, strebt er, ohne die Natur seiner Handlungen zu erkennen, danach, die Vergangenheit noch einmal und mit größerer Befriedigung als in seiner Kindheit zu durchleben. Er „überträgt" vergangene Verhaltensweisen auf die Gegenwart (S. 48).

Es liegt auf der Hand, daß solches Übertragungsverhalten in sozialen Beziehungen sehr störende Nebenwirkungen haben kann, nämlich wenn es zur Verkennung der Realität führt. Es ist besonders häufig dann zu beobachten, wenn eine Person sich durch Merkmale der aktuellen Situation an prägende frühere Erfahrungen erinnert fühlt und ihr Sekundärprozeß infolge Müdigkeit, Regression oder durch innere wie äußere Konflikte geschwächt ist. In der szenischen Ausgestaltung sozialer Situationen finden wir dann oft wichtige Hinweise auf den Primärprozeß.

Nahezu untrennbar verbunden mit der Verarbeitung äußerer und innerer Reize ist die Motorik, insbesondere als Mimik und Gestik oder im kreativen Ausdruck. Wie ist das zu verstehen?

Unter normalen Bedingungen werden vom Säugling wahrgenommene Reize zunächst physiologisch verarbeitet. So stehen Reiz, Wahrnehmung und motorische Äußerung in einem engen Zusammenhang. Fenichel (1974) führt aus:

> Ein primitiver Versuch, intensive Reize zu bewältigen, besteht darin, daß das kaum ausgebildete Ich versucht, das Wahrgenommene zu imitieren. Wahrnehmung und Veränderung des eigenen Körpers gemäß der Wahrnehmung waren offensichtlich anfangs eins (S. 59).

Triebverhalten und Ich-Verhalten sind zu diesem Zeitpunkt noch nicht unterscheidbar. Das Begreifen der Umwelt erfolgt über Identifizierungen. Es wird nachgeahmt zum Zwecke der besseren Wahrnehmung. Damit kommt der Identifikation eine wichtige Rolle beim Aufbau des Ich zu. Neben der Hilfsfunktion der Mutter ist dies die wichtigste Voraussetzung im Übergang zum magischen Denken. Fenichel (1974) führt zur weiteren Entwicklung aus:

> Mit der zunehmenden Beherrschung der Motilität – d. h. mit dem Übergang von bloßen Abfuhrbewegungen zu Handlungen – entwickelt sich ein Abwehrapparat, der eine Abfuhr verhindert. Das Ich lernt, Triebregungen, die entweder gefährlich oder unangemessen sind, abzuwehren. Mechanismen, die zuerst gegen äußere schmerzhafte Reize eingesetzt wurden, werden jetzt gegen innere Triebregungen gewandt (S. 79).

Mit Hilfe von Intelligenz und Urteilsfunktion gelingt die Handhabung innerer Reize. Durchbrüche primärer Intention auf die Motorik finden nur noch statt, wenn entweder der Reiz überstark ist oder der Kontrollapparat überfordert ist. Im letzten Fall genügen kleine Ereignisse, die an andere konflikthafte Dinge erinnern, um primärprozeßhafte Strebungen zum Durchbruch zu bringen. Fenichel spricht in diesem Zusammenhang z. B. von unmotivierter Wut. Dabei geht der Autor von einem Konzept aus, wonach „seelische Erscheinungen ... als Ergebnis eines Spiels von Kräften betrachtet werden, die jeweils zur Motilität hin oder von ihr weg drängen" (S. 29).

Hiernach können im günstigsten Fall Triebspannungen von Zeit zu Zeit abgeführt werden, eine Voraussetzung seelischer Gesundheit. Wird die Abfuhr jedoch von Gegenbesetzungen blockiert, so ist die Energie für die Aufrechterhaltung dieses Zustands notwendig. Bei einer Reihe von Neurosen ist zu beobachten, daß dieser Kampf die Menschen förmlich erschöpft. Die Energie fehlt dann für andere Zwecke. Fenichel (1974) führt aus:

> Die abgewehrten Triebe üben ständig Druck aus in Richtung auf eine zunehmende Motilität. Da sie der Möglichkeit zu direkter Abfuhr beraubt sind, nehmen sie jede Gelegenheit zu indirekter Abfuhr wahr und verschieben ihre Energie auf jede Triebregung, die assoziativ mit ihnen verknüpft wird, wodurch sie die Intensität dieser Ersatzregung vergrößern oder sogar die Qualität des Affektes verändern, der mit ihr verbunden ist (S. 205).

Auch hier können wir beobachten, daß die Umsetzung primärprozeßhafter Strebungen in motorische Äußerungen besonders häufig sichtbar wird, wenn der Mensch müde ist, sich in einem regressiven Zustand befindet oder von inneren oder äußeren Konflikten bedrängt wird.

2.2 Der Traum

Freud hat den Traum als den „Königsweg" zum Unbewußten bezeichnet. Der Schlaf trennt den Menschen von seinen äußeren Objekten, und die Besetzung ist narzißtisch auf die eigene Person beschränkt. Durch die Ausschaltung des Ich werden unbewußte Regungen sichtbar. Sie unterliegen jedoch einer Zensur, die nur auf einer symbolisch geschützten Ebene Inhalte zuläßt. Damit wird dem Traum seine Gefährlichkeit für das Wachbewußtsein genommen.

Zu unterscheiden ist zwischen einem manifesten Trauminhalt und seiner latenten Bedeutung; sie impliziert entweder ein Benutzen von Tagesresten als „Requisiten", ein Durchleben kindlicher Wünsche oder Inhalte, die nur phylogenetisch verstehbar werden können. Dadurch, daß belastende und gefährliche Regungen nur unter der Oberfläche sich abreagieren können, findet der Organismus eine Entlastung. Diese ist notwendig. Es läßt sich experimentell zeigen, daß ein Unterbinden von Träumen zu Störungen der Realitätsbewältigung führen kann. Die fehlende Traumarbeit muß dann im Wachzustand nachgeholt werden. Im Extremfall führt das zu psychoseähnlichen Erscheinungsbildern (Bettelheim 1980, S. 76).

Mit der Erinnerung von Träumen werden diese vorbewußt und sprachlich faßbar. Das Vorbewußtsein hat eine Mittlerstellung zwischen Unbewußtem und dem Bewußten; es ist stark den Regungen des Primärprozesses ausgesetzt, gehorcht aber den Gesetzen des Sekundärprozesses (vgl. Wyss 1977, S. 39). Die unbewußten Inhalte sind durch die Symbolisierung vor der Entdeckung geschützt; ihre Bedeutung kann nur erschlossen werden. Im Symbol finden wir verdichtete und verschobene Inhalte des Unbewußten, die zudem entsprechend den Möglichkeiten der Darstellbarkeit verformt werden.

Unsere Träume stehen oft für Erlebnisse, die dem Wachbewußtsein nicht, nicht mehr oder noch nicht zugänglich sind. Das Traumgedächtnis ist breiter als das des Wachbewußtseins. Das ist im Zusammenhang mit den beiden Zensurvorgängen zu verstehen: Hat die erste Zensur zwischen Unbewußtem und Vorbewußtem mit Verschiebungs- und Verdichtungsmechanismen gearbeitet, blendet die zweite Wahrnehmungen aus und läßt sie dadurch nicht bewußt werden.

Der latente Trauminhalt wird durch die Traumarbeit zum manifesten Traum. Der unbewußte Inhalt wird durch Verschiebung, Vergrößerung, Vermischung unkenntlich gemacht. Wichtige Inhalte werden z. B. als kleinste Details dargestellt, abstrakte Ideen als Symbole, die z. B. durch Farbintensität ihre Bedeutung verraten können. Immer löst sich die Besetzungsenergie von den eigenen unbewußten Vorstellungen und gleitet den Assoziationswegen entlang. Ein anderer Mechanismus ist die Verdichtung. Laplanche u. Pontalis (1977) schreiben: „. . . in einer einzigen Vorstellung können alle Bedeutungen zusammenfließen, die durch die sich dort kreuzenden Assoziationsketten herangetragen werden" (S. 397).

So ist es auch zu verstehen, daß der Weg der Traumdeutung über die Assoziationen des Träumers oder anderer Anwesender sich als fruchtbar erwiesen hat. Ebenso wichtig sind die Gestik und Mimik des Erzählers, die Gefühle, die er beim Zuhören anspricht, und die Stimmung, die er aufkommen läßt. Auf diese Weise werden unbewußte Botschaften übermittelt. Auch ohne daß Träume bis ins letzte gedeutet werden, findet über die Erzählung des Traums eine vorbewußte Kommunikation statt.

2.3 Das Märchen

In einer kürzlich erschienenen Einführung für Kinderpsychotherapeuten schreibt R. M. Rosenkötter (1980) – wobei sie sich auf eine frühe Arbeit von Rank u. Sachs bezieht:

> Rank und Sachs (1913) haben nachgewiesen, daß für die Mythen- und Märchenbildung die Gesetze der Traumarbeit gelten, wie sie von Sigmund Freud (1900) beschrieben wurden. Im 2. Kapitel ihrer Arbeit, das sie „Mythen- und Märchenforschung" nennen, haben die Autoren den Kulturprozeß als einen fortschreitenden Triebverzicht beschrieben, der die ihm unterworfenen Menschen zur kollektiven Phantasiebildung nötigt, um die verworfenen Triebwünsche sublimieren zu können. In den archaischen Mythen überschreiten heroische Gestalten die erlaubten Grenzen und müssen ihre Taten sühnen. Auf einer weiteren Stufe des Kulturprozesses werden die archaischen Motive nicht nur wie im Mythos projiziert, sondern in menschenähnliche, alltägliche Formen gekleidet, vergleichbar der sekundären Bearbeitung von Träumen (S. 169).

Während der Traum ein individueller Versuch ist, unbewußte Ereignisse zu bearbeiten, ist das Märchen ein kollektiv geschaffenes Kunstwerk (vgl. Neumann-Schönwetter 1981, S. 16).

Ein Teil der Inhalte unserer Träume ist – wie wir bereits gehört haben – nur phylogenetisch verstehbar. Und besser ist dieses Phänomen bei den Märchen nachzuempfinden. Wir haben es hier mit Erzählungen zu tun, die über Jahrtausende tradiert worden sind. Sie bergen Lebensweisheiten. Die Tatsache, daß sie heute noch oft und gern gehört werden, besagt, daß sie zeitlose Probleme ansprechen.

Märchen beinhalten existenzielle Dilemmata, die kurz und pointiert dargestellt sind. Die Geschichten sind klar und geordnet, die Handlungen und Situationen einfach. Dabei wird zurückgegriffen auf eindimensionale, typisierende Darstellung der Charaktere (vgl. Bettelheim 1980, S. 88).

Das Märchen hat magische Züge und bedient sich der Symbole. Kausalzusammenhänge werden vernachlässigt; auf wunderbare Weise finden Verzauberungen statt. Dabei spielen Zeiträume eine untergeordnete Rolle. Charakteristisch ist auch der Anfang eines jeden Märchens: „Es war einmal ...". Sein Ausgang ist immer hoffnungsvoll und gut.

Aufbau und Ausgestaltung des Märchens – insbesondere die Vernachlässigung von Raum, Zeit und Kausallogik – erinnern an die Funktionsweise des Unbewußten. Alleine schon durch die Ähnlichkeit der Strukturen zielt die literarische Form auf das Unbewußte des Zuhörers ab.

Märchen sind in der Hauptsache erzählt worden. Damit war der freundliche Kontakt zwischen Zuhörer und Erzähler ein wichtiges Moment der Übermittlung. Märchen können unendlich oft wiederholt werden, und immer hat der Zuhörer etwas davon. Das liegt am Aufbau. Die Geschichten sind auf den verschiedensten Ebenen verstehbar. Sie sprechen die ganze Person an, also Es-, Ich- und Über-Ich-Inhalte sowie deren bewußte, vorbewußte und unbewußte Aspekte.

Die unbewußten Seiten haben Einfluß darauf, welche Geschichte besonders häufig und welche Szene besonders ausführlich erzählt wird. Das hängt damit zusammen, daß das Märchen in einer verschleierten Form kindliche Bedürfnisse und Probleme aufgreift. Ohne daß das dem Kind bewußt wird, findet es sich in seinen Alltagskonflikten wieder.

Dabei wird erfahren, wie Ungeheuer besiegt werden können und hoffnungslose Situationen gut enden.

Die Tatsache, daß es Geschichten gibt, in denen z. B. Riesen von kleinen Wichten überwältigt werden können, spricht die Situation eines jeden Kindes an. Nie ist es den Erwachsenen wirklich gewachsen. Und wie oft hätte es die Situation am liebsten umgedreht. Die in solchen Augenblicken entstandene Wut kann wiederbelebt werden in der Identifikation mit dem Märchenhelden.

Daß es gerade eine Autoritätsperson ist, die das Märchen erzählt, unterstreicht die Natürlichkeit solcher Empfindungen. Das Kind braucht sich nun wegen seiner Gefühle nicht schuldig zu fühlen. Zudem hilft die klare, typisierende Darstellung, ein wenig Ordnung in das „Chaos seiner Gefühle" (Bettelheim 1980, S. 11) zu bringen.

Der positive Ausgang einer jeden Geschichte ermutigt das Kind, auch verpönte Strebungen zuzulassen. Der Reichtum der Märchenwelt setzt der „guten" Mutter auch eine Stiefmutter oder Hexe entgegen. So sind Identifikationsmöglichkeiten für die guten und bösen Seiten des Selbst und der Objekte gegeben. Mit dieser klaren Gliederung wird auf Ambivalenzen verzichtet. So kommt das Märchen der Repräsentanzenwelt eines Kindes sehr entgegen.

Die Eindeutigkeit, mit der Werte zugeordnet werden, ist für das Kind ein Ordnungsfaktor und hilft ihm, seine Welt zu begreifen. Das Märchen versöhnt zudem, da das Böse stets nur vorübergehend existent ist. Diesem schreibt Kast (1978) noch andere wichtige Funktionen zu. Sie meint:

> [Das Böse hat] eine besondere Funktion im Wandlungsprozeß der Psyche, den der Erzählverlauf schildert. Es findet sich aber noch eine zweite Struktur, in der das Böse nicht verwandelt werden kann. Die Märchen zeigen in differenzierten Prozessen, wie man wann mit welchem Bösen umgehen kann (S. 24).

In der klaren Ordnung gelingen auch Identifikationen mit Objektrepräsentanzen. Das Erleben der Eltern kann so besser verstanden werden. Bereits dagewesene Situationen können in der Phantasie wiederholt werden. Damit wird das Märchen für das Kind ein Projektionsfeld eigenen Erlebens. Die Geschichte läßt den Zuhörer nicht alleine, sondern führt ihn durch einen Lösungsweg. Bei den Anregungen wird es dem Zuhörer überlassen, ob die Identifikationsangebote zu eigen gemacht werden sollen.

Die Tarnung der Geschichte durch ihre scheinbar unrealistische Aufmachung, der garantiert gute Ausgang und die Erlaubnis der Eltern, die Geschichte schön zu finden, erleichtern es dem Kind, seine ungezügelten Es-Triebe über die Identifikation mit dem Märchen zu kanalisieren. Dadurch kann eine Integration verpönter Aspekte dem Kind erleichtert werden. Das ist auch eine Hilfe, die Wahrnehmung mit der Realität in Übereinstimmung zu bringen. Das Kind braucht nicht mehr zu verleugnen und ist frei, sich anderen Aspekten des Märchens zuzuwenden.

Durch das Hören von Märchen wird das Kind angeregt, eigene Geschichten zu erfinden. Diese bauen auf dem Märchen auf und führen die Problemlösung oft in eine eigene Richtung. Das fabulierende Kind wird dazu neigen, in seinen Geschichten Realität durchzuspielen. Es bereitet so sein Handeln vor. Dadurch werden neue Perspektiven eröffnet. Das Kind lernt auf diese Weise, sein Handeln an der phantasierten Realität zu erproben und ggf. zu korrigieren. So ergänzen sich Phantasie und Wahrnehmung im Dienste einer gekonnteren Realitätsbewältigung.

Zusammenfassend schreibt Bettelheim (1980):

> Soll eine Geschichte ein Kind fesseln, so muß sie es unterhalten und seine Neugier wecken. Um aber sein Leben zu bereichern, muß sie seine Phantasie anregen und ihm helfen, seine Verstandeskräfte zu entwickeln und seine Emotionen zu klären. Sie muß auf seine Ängste und Sehnsüchte abgestimmt sein, seine Schwierigkeiten aufgreifen und zugleich Lösungen für seine Probleme anbieten. Kurz: sie muß sich auf alle Phantasieaspekte beziehen. Dabei darf sie die kindlichen Nöte nicht verniedlichen; sie muß sie in ihrer Schwere ernst nehmen und gleichzeitig das Vertrauen des Kindes in sich selbst und seine neue Zukunft stärken (S. 11).

2.4 Die Zeichnung

In diesem Abschnitt soll die Wirkung des Primärprozesses beim kreativen Gestalten am Beispiel des Zeichnens erläutert werden. Das Gesagte ist auch übertragbar auf den Bau von Masken.

Im Gegensatz zu Traum und Märchenhören geschieht beim Zeichnen ohne das gewollte und bewußte Zutun des Zeichners nichts. Die Motorik und die visuelle Kontrolle sind gefordert, genauso wie die Vorstellungskraft und die Reaktivierung von Erfahrung. Dabei ist das Geschehen auf dem Papier nicht an verbalisierbare Inhalte gebunden. Der Zeichner hat die Freiheit der Ausgestaltung und braucht sich in keiner Weise an die Realität zu halten. Die Grenzen seines Tuns liegen in den ihm zur Verfügung stehenden Materialien (Kreide, Kohle, Stifte etc.), in seinem Erfahrungshintergrund, seiner Vorstellungskraft, seinem motorischen Geschick, dem Gespür für Farbe und Form etc.

Gerade in einem solch strukturarmen Rahmen, der nur wenig von der Alltagsrealität tangiert ist, besteht bei dem Kind im besonderen Maße die Tendenz, Mitteilungen über sich selber, seine bewußten und unbewußten Vorgänge zu machen (ein Erwachsener hat es wegen seiner anderen psychischen Struktur hier schwerer!). In der Art der Darstellung, der Form- und Farbwahl, der Anordnung von Details und dem Umgang mit dem zur Verfügung stehenden Raum auf dem Papier findet das Unbewußte mannigfache Möglichkeit, sich versteckt oder offen Ausdruck zu verschaffen. Hier ist nicht die Kanalisierung durch die Sprache vorgegeben, die – wie bereits ausgeführt – ontogenetisch die Ausbildung des Sekundärprozesses gefördert hat. Die Zeichnung eröffnet den bildhaften, gefühlsgetönten Vorstellungen des Unbewußten einen besonderen Ausdrucksraum.

Dennoch bietet sie Schutz. Es wird nur mittelbar ausgedrückt, denn die Symbolik, die Farbe und Form verschleiern die unbewußte Intention. Ähnlich wie im Traum lassen sich Inhalte verdichten und verschieben.

Gerade der starke Einfluß der Motorik und die Selektivität der Wahrnehmungskontrolle begünstigen die Projektion unbewußter Inhalte auf dem Papier. Widlöcher (1974) erläutert diesen Vorgang sehr plastisch. Er schreibt:

> Ein einfacher Effekt des Nebeneinandersetzens, ein Strich, der ganz allein den Ausdruck einer Gestalt grundlegend verändert, das sind alles Kunstgriffe, die bei geringem Aufwand eine starke Wirkung in bezug auf die Bedeutung ergeben (S. 96).

Auf diese Weise drückt das Kind seinen „emotionalen Zustand", seine kindliche Weltsicht, aber auch seine Sorgen und Neigungen aus. Darüber hinaus gehen unbewußte Momente in die Zeichnung ein (vgl. Widlöcher 1974, S. 99).

Widlöcher (1974) geht, Dolto (o. J.) zitierend, noch weiter, indem er ausführt:

> Da wir die Umwelt durch unseren Körper erfassen, so drückt die Beziehung des Kindes zu ihm auch seine libidinösen Beziehungen zu den Gegenständen der Außenwelt aus. Diese spezifisch Freudschen Begriffe werden von Frau Dolto auf die Interpretation der Zeichnung angewandt. Das Körperbild finde im bildnerischen Ausdruck (Zeichnung oder Modellieren) einen bevorzugten Ort der Projektion: „Dieses Bild ist eine lebendige, in jedem Moment aktuelle Synthese unserer emotionalen Erfahrungen, die wir in bestimmten erogenen Empfindungen unseres Körpers, seien sie archaisch oder neu, wiederholt erlebt haben, und bei denen jeweils die frisch erlebten erinnerungsträchtigen Emotionen die unbewußte Wahl der unterschwelligen Gefühlsassoziationen steuern, denen sie an die Oberfläche zu kommen erlauben." Das Körperbild ist also Spiegelbild alles dessen, was das Subjekt in seinen Beziehungen zu seiner Umgebung erlebt hat, nicht nur in dem, was es gefühlt hat, sondern auch in dem, was es symbolisch erfaßt hat (S. 125 f.).

Demnach findet das Körperbild des Zeichners unabhängig vom Motiv in der Darstellung seinen Niederschlag. Damit ist die Zeichnung durch ihre Raumaufteilung und ihre Ausdruckselemente zum Persönlichkeitsdiagnostikum geworden. Unter günstigen Bedingungen treten tiefere Schichten der Persönlichkeit hervor. Kann das Kind sich seinen Wünschen und Ängsten überlassen, regrediert es, und sein Ich ist weniger kontrollierendes als ausführendes Organ. Die Lust an der zeichnerischen Gebärde steht nun im Dienste innerer Spannungen. In diesem Raum ohne Zeit und fern ab von der Realität erfahren – wie im Traum – tiefe Gefühle ihre Abfuhr. Dabei werden im Gestaltungsakt triebhafte emotionale Kräfte gezügelt.

Rambert (1977) führt aus:

> Die Zeichnung ist nicht nur ein Ausdrucksmittel, sie erleichtert die Bewußtwerdung der Konflikte und ermöglicht, tief in das Unbewußte einzudringen. Sie begünstigt das Abreagieren von Affekten, ermöglicht eine überraschende Katharsis und zeigt uns die Versuche der Sublimierung von Trieben auf (S. 154).

Alle unsere Wahrnehmungen sind gefühlsgetönt. Die Objekte und Situationen strahlen eine ihnen eigene „Anmutung" aus. Neben den sachimmanenten gibt es auch Anmutungsqualitäten, die ontogenetisch auf vorsprachliche Zeit zurückgehen. Es handelt sich um diffus ganzheitliche, verschwommene und ungegliederte Gefühle und Empfindungen (vgl. Navratil 1976, S. 276 f.). Dabei kann es sich um angenehmes oder unlustvolles, um „reiches" oder „leeres" Erleben handeln. Aber gerade diese frühen Erfahrungen können prägend für unsere spätere Optik werden.

Wenn in der Formgebung die Anmutung des Gegenstands oder der Situation zum Ausdruck kommt, kann man von einer kreativen Leistung sprechen. Dann werden auseinanderstrebende Kräfte in der Arbeit gebunden. Die Gestaltkraft selbst ist weitgehend vom Unbewußten gesteuert. Navratil (1976) sagt: „Nur sie gibt Originalität. . . . In ihr liegt oft etwas Asoziales, Abweichung von der Norm, Absonderung, Vereinsamung" (S. 297).

Das Kunstwerk ist der Ort, an dem verpönte Triebregungen kultiviert werden können. Indem es allen Instanzen gerecht wird, stellt es eine annehmbare Synthese dar. Kris (1977) führt zum Kunstwerk am Beispiel der Karikatur aus:

> Die Ansprüche des Trieblebens werden durch seinen Inhalt befriedigt, die Einwände des Über-Ich durch die Art der Verkleidung. Ist das Ich auf diese Weise fähig, die Spannung zwischen beiden zu bewältigen, so kann Lust aus Unlust entstehen (S. 158).

Das gelungene Werk stellt eine Lösung nach allen Seiten dar. Das Erleben, daß sich in ihm tiefe innere Spannungen, die bisher vielleicht als unvereinbar erlebt worden sind, vereinigen lassen, entlastet. Eine mit positiven Gefühlen verbundene Identifikation mit dem eigenen Produkt wird möglich. Zudem – und das ist für das Kind besonders wichtig – lassen Bilder sich vorzeigen, sie können bewundert werden.

Auf bewußter Ebene erfährt das Kind durch die Zeichnung etwas über sich selber. Dadurch kann der Zugang zu bisher verborgenen Aspekten der Persönlichkeit geschaffen werden.

Durch die Externalisierung unbewußter Inhalte im Zeichenakt eröffnet sich die Möglichkeit eines inneren Dialogs. Zumindest vorbewußt findet sich das Kind im Bild wieder. Dieser Vorgang kann durch Gespräche zwischen Lehrer und Schüler unterstützt werden. Der feinfühlige Gesprächspartner ist in der Lage, dem Kind ein Stück mehr Selbsterkenntnis und Versöhnung mit sich selber zu ermöglichen. Voraussetzung ist jedoch nach meiner Erfahrung, daß das Kind sich im Kontakt mit dem Lehrer sicher und akzeptiert fühlt. Dieser darf auf keinen Fall verletzen oder bloßstellen. Das setzt eine hohe Sensibilität für innerpsychische Vorgänge beim Kind voraus. Günstig ist es, wenn der Lehrer sich als Partner des Schülers versteht und von seiner Persönlichkeitsstruktur her in der Lage ist, zeitweise auf die Stufe des Kindes zu regredieren.

2.5 *Das Spiel*

Auch hier vereinigen sich viele Möglichkeiten, unbewußte Strebungen in einer geschützten, verdeckten und verdichteten Form zum Ausdruck zu bringen. Das reale Handeln des Kindes hat hier Illusionscharakter und verleugnet die Wirklichkeit auf eine selbstverständlich erscheinende Art. In diesem „Moratorium" bezüglich der Konfrontation mit der Realität findet das Kind Entlastung von zu starken Anforderungen. Reize, die für eine direkte Verarbeitung zu stark waren, können im Spiel handelnd einer schrittweisen Bewältigung zugeführt werden. So schafft das Kind nach Erikson (1978) Modellsituationen, „in denen Aspekte der Vergangenheit wiederbelebt, die Gegenwart repräsentiert und erneuert und die Zukunft antizipiert wird" (S. 36).

Eines der wichtigsten Elemente im Darstellungs- und Illusionsspiel – ich möchte mich im folgenden auf diese Arten beschränken – ist die Möglichkeit zum Rollentausch. Jedes Kind, das sich klein und unzulänglich vorkommt, möchte groß und stark sein – genau wie sein Aggressor in Gestalt des Vaters oder z. B. des älteren Bruders. Das Spiel erlaubt die Identifikation mit ihm und die szenische Umgestaltung der ursprünglichen Situation. In der Nachahmung erfährt das Kind die Rolle des anderen (vgl. Alexander 1956, S. 20 f.). Es ist plötzlich Herr der Situation, denn es kann bestimmen, wann, wie lange und wie intensiv es spielt. In der spielerischen Wiederholung wächst das Kind innerlich. Es nimmt den anderen besser wahr, bekommt zunehmend mehr Einblick in die Motivation des einstigen Angreifers und kann schließlich dessen Reaktionen in der Phantasie vorwegnehmen. Damit bekommt das Spiel einen zukunftsweisenden Charakter.

In der Ernstsituation hatte das Kind sich verausgabt; die Erregungsmenge war zu groß und eine Entlastung durch Wiederholung mit umgekehrten Rollen war notwendig geworden. Nach einer Weile des Spiels wird es Meister der Szene und drückt spiegelbildlich die eigene Gefühlslage der auslösenden Situation aus. Das entlastet und stärkt das Selbstgefühl. Merkt das Kind, daß es die

Situation ohne Angst beherrschen kann, empfindet es Lust. Durch Übung ist das Geschehen mittelschwer geworden. Nun kann sich der junge Mensch von der Rolle lösen und zusätzliche Aspekte in vielen Varianten in der Phantasie und in der Handlung des Spiels durchleben. Ist das spielerische Geschehen an die realen Möglichkeiten durch häufiges Probehandeln angepaßt, wird das Kind in der Wirklichkeit erfolgreich sein. Damit eröffnet sich eine neue Möglichkeit der Befriedigung. Solange das Ich jedoch zu diesem Schritt noch zu schwach ist, schreibt Fenichel (1974),

> ... behält die Tendenz zur Verleugnung die Oberhand; in der späten Kindheit besteht die charakteristische Lösung eines Konflikts darin, daß die verpönte Wahrheit im Spiel und in der Phantasie wirksam verleugnet wird, während zugleich der vernünftige Teil des Ich sie ebenso anerkennt wie das nur Spielerische und Phantastische der Verleugnung (S. 207).

Im Schutze der Abwehr kann auf diese Weise das Kind durch Probehandlungen sein Verhaltensrepertoire erweitern. So gesehen ist die Verleugnung ein wichtiger Schritt auf dem Wege zur Realitätsbewältigung.

Gespielt wird in der Regel mit großem Ernst und Freude. Sänger (1969) drückt das so aus:

> Das freie gestaltete Spiel des Kindes ist eine aus innerer Ergriffenheit kommende Form seiner Selbst. ... [Es] muß zwar in dem subjektiven Gefühl der Freiheit vor sich gehen, ... aber es unterliegt zwingenden inneren Notwendigkeiten (S. 199).

Beim Spiel handelt es sich um Phantasietätigkeit, die an realen Dingen entfacht ist, schreiben Schmidtchen u. Erb (1979, S. 81) in Anlehnung an Freud (1920, S. 224 ff.). Die Wahl der Rollen und die Art des Spielens entsprechen dem Entwicklungsstand (vgl. Peller 1969) und den augenblicklichen Bedürfnissen des Kindes. Damit ist die eigentliche Spielintention dem Primärprozeß zuzuordnen, die Ausführung dem Sekundärprozeß. Durch die eigenen Gesetze des Spiels sind die Anforderungen der Realität abgemildert. Die Wirklichkeit des Spiels läßt sich den inneren Bedürfnissen leichter anpassen. Und dennoch muß in ihm nicht alles ausgesprochen werden, was im Reiche der Phantasie ist. Je stärker das Ich, um so größere Anteile des Primärprozesses können vorübergehend zurückgehalten werden. Kapazitäten für die Planung des Spiels werden so frei.

Glücklicherweise werden im Spiel irgendwann andere Kinder oder Erwachsene gebraucht. Es müssen dann unterschiedliche Intentionen aufeinander abgestimmt, Rollen verteilt und Normen ausgehandelt werden. Die Tatsache, daß ein gemeinsames Spiel nur so lange aufrechterhalten werden kann, wie andere mitmachen, bedeutet die Notwendigkeit, auf die Mitspieler einzugehen und reagieren. Das heißt auch, ihnen Rollen zuzuschreiben, die annehmbar sind, auch wenn es nur aus Schwäche sein sollte.

Mit der Teilnahme am Spiel in einer Gruppe ist Beachtung der Person des Kindes verbunden. Keines will sich eine Blöße geben. Je besser der Gruppenzusammenhalt, um so mehr kann sich jedes Kind herauswagen, und das Spiel wird intensiver. Die Auseinandersetzungen können offener und aggressiver[1] geführt werden. Der Anteil tieferliegender Persönlichkeitsanteile wächst. Auf diese Weise kann auch der richtige Umgang mit aggressivem Verhalten geübt werden.

Im Darstellungsspiel lassen sich menschliche Konflikte, wie Erikson (1978) ausführt, „in so repräsentativer Form und höchster Verdichtung in eine umschriebene Raum-Zeit" projizieren, „daß Spieler und Publikum die Katharsis der Empfindungen zeitlos und universal erleben können" (S. 83).

Für viele, insbesondere gehemmte und ungeübte Menschen, bedarf es für ein intensives, hingebungsvolles Spiel der Hilfe durch Verkleidung und Maske sowie anderer Requisiten. Bei Hyperaktiven wirken sie auf die Bewegung ordnend. Da für das Unterrichtsprojekt die Maske von besonderer Bedeutung ist, soll hierauf ausführlicher eingegangen werden.

Einer der größten Vorteile der Maske ist, daß sich das Kind darunter verstecken kann. Sie gibt somit auch dem unsicheren Schüler das Gefühl, sich nicht bloßzustellen, und Gelegenheit, sich am Spiel zu beteiligen.

Masken, zumal sie meist unter einer bestimmten Thematik hergestellt werden, regen die Darstellung unmittelbar an. Gang und Handlung werden unwillkürlich dem in der Maske vorgegebenen Charakter angepaßt. Die Starrheit und die übertrieben deutliche Ausprägung des Ausdrucks führen zu überhöhten, gewagten Bewegungen; aber selbst ganz einfache Gesten erscheinen unter der Maske wirkungsvoller. Der Schüler fühlt sich ermutigt, größer und stärker, besonders wenn man ihm die Wirkung vor Augen führt (Spiegel, Bild). Die im Maskenspiel geforderten schwerfälligen Gebärden können auch von dem Kind ausgeführt werden, dessen Bewegungsapparat sonst undifferenziert und gehemmt erscheint.

Obwohl der Maske eigentlich das stumme Spiel entspricht, regt sie durch die akustische Veränderung auch eigenwillige Ausdruckssprache an.[2]

Das wird besonders deutlich in der Geschichte der Masken. Hansmann (1959) erklärt:
So stehen im psychischen Hintergrund des Brauchtums Sicherheitsbedürfnis und freudige Spannung nebeneinander, und die Ungebundenheit des Maskentreibens ist zunächst der Ausdruck einer seelischen Gelöstheit; damit verbindet sich die zeitweilige Aufhebung der sehr strengen sozialen Ordnung der durchorganisierten Gesellschaft früherer Zeiten (S. 4).

Im Umgang mit Masken werden Situationen wiederbelebt. Das Verhältnis der Maskenträger „zur Umwelt, einer Umwelt, die zum Zuschauer geworden ist, zeigt noch immer Züge ihrer ursprünglichen herrscherlich-richterlichen Gewalt: sie schlagen und stoßen die Umstehenden, ... verspotten sie und decken ihre Verfehlungen auf" (Hansmann 1959, S. 8).

Was für die anderen Spielgegenstände gilt, hat meines Erachtens im besonderen Maße auch für die Maske Bedeutung. Die Requisiten können als Verlängerung einzelner Körperteile erfahren werden und als solche eine narzißtisch-libidinöse Besetzung erfahren (vgl. Peller 1969, S. 49). Auf diese Weise kann auch die Maske das Selbsterleben steigern.

---

[1] Um Mißverständnissen vorzubeugen, sei die hier gemeinte Aggression abgegrenzt von solcher, die aufgrund von Frustrationen, Überforderungen oder einer Machtstellung etwa in einer entarteten Gruppe entsteht (vgl. Battegay 1976, S. 27); Erikson (1978) spricht von „unschuldiger Aggressivität" (S. 45).

[2] Die Ausführungen zur Maske sind aus meiner Arbeit zur 2. Staatsprüfung (1974) entnommen.

3 Die heilende Wirkung kreativer Gestaltung

Seit Prinzhorn im Jahre 1922 seine Arbeit über „die Bildnerei der Geisteskranken" vorstellte, ist bekannt, daß Menschen, die an schweren seelischen Krankheiten leiden, sich über eine künstlerische Betätigung aus ihrem nur schwer erträglichen Zustand herausarbeiten können.

In diesem Kapitel soll untersucht werden, unter welchen Bedingungen kreatives Tun heilende Wirkung haben kann.

3.1 Formen der Phantasie und Regression

Wesentliches Moment eines jeden Gestaltungsaktes ist die Beteiligung der Phantasie. Laplanche u. Pontalis (1977) definieren sie als „imaginäres Szenarium, in dem das Subjekt anwesend ist und das in einer durch die Abwehrvorgänge mehr oder weniger entstellten Form die Erfüllung eines Wunsches, eines letztlich unbewußten Wunsches, darstellt" (S. 388).

Dieses allgemeine seelische Phänomen möchte ich in 2 Typen unterteilen: in Phantasie, die Handlungen vorbereitet, und solche, die von ihnen wegführt.

Letztere sehe ich als eine Flucht vor den Anforderungen der Wirklichkeit. Sie bedeutet Rückzug von Wünschen, Befürchtungen, Schmerzen, Minderwertigkeitsgefühlen und Größenvorstellungen in eine private Welt. Ihr ist eigen, daß sie dem realen Kontakt zu anderen Menschen wenig Bedeutung beimißt. Diese Art von Phantasie ist schlecht in die Wirklichkeit eingepaßt, und dem Individuum fehlt es an eigener Kraft, die inneren Vorstellungen in die Realität umzusetzen. Oft finden wir solche Erscheinungsbilder als Reaktion auf Überforderung und herbe Enttäuschung, die dem Menschen scheinbar oder tatsächlich keine Chance lassen, sich wieder aufzurichten. Die Flucht in die Phantasie stellt eine häufige Begleiterscheinung der verschiedensten Psychopathologien dar. Je mehr ein Individuum sich auf sich selber zurückzieht, um so stärker ist zu beobachten, daß die Grenzen zwischen Ich und Nicht-Ich, zwischen Phantasie und Realität durchlässig geworden sind. Infolgedessen treten Projektionen und Introjektionen verstärkt auf. Dadurch ist das Ich als Kontrollorgan über Wahrnehmung und Motilität geschwächt. Es kann nur noch bedingt seinen Aufgaben nachkommen. Der „Fahrstuhl der Regression" geht unter der Belastung, die zum Ausweichen in die Phantasie geführt hat, herunter, bis das Ich auf eine tragfähige Ersatzbasis (vgl. Heinz 1976) für seine Operationen stößt. Der dann erreichte Zustand ist weniger differenziert und stellt geringere Anforderungen an die Funktionen des Ich. Im Extremfall kann die Regression bis zum Ich-Verlust gehen, eine Entwicklungsstufe vorsprachlicher Zeit, in der Mutter und Kind noch eine Symbiose bildeten und sich noch kein Sekundärprozeß gebildet hatte. Hier wird Phantasie zur Halluzination. Etabliert sich die Phantasie, die von Handlungen wegführt, auch nur in Teilbereichen der Persönlichkeit und wird sie chronisch, so haben wir es mit einem pathogenisierenden Faktor zu tun (vgl. A. Freud 1971, S. 104).

Eine Regression dieser Art läßt in der Regel keine Neuorientierung zu. Es machen sich Anpassungslücken bemerkbar; das Verhalten ist als unangemessen von der Umwelt identifizierbar. Der regressive Standort ist überfordert mit der Wahrnehmung entwicklungsentsprechender Aufgaben. Das führt zu einer weiteren Schwächung des Ich, welches sich nun verschanzen muß. Eine solche Einrichtung einer permanenten Abwehr auf regressivem Niveau ist mit einer Symptombildung gleichbedeutend. Die Regressionsbasis muß künstlich erweitert werden durch kompensatorisches Verhalten. Das führt nur zu einer scheinbaren Anpassung. Diese Form der Regression stellt immer einen Desintegrationsvorgang dar (vgl. Heinz 1976).

Anders verhält es sich bei der zur Handlung hinführenden Phantasie. Sie beinhaltet kreative Momente und dauert immer nur kurze Zeit. Ein „Auftauchen" aus ihr ist problemlos und immer möglich. Ihr Zweck ist es, Handlungen vorzubereiten oder überfordernde Situationen zu ordnen. Ziel ist die bessere Orientierung. Dabei nutzt der Phantasie ihre enge Beziehung zum Primärprozeß. Ihr guter Kontakt zum „Bilderreich der Seele" (Jacobi 1981), ihre Grenzenlosigkeit durch die Ungebundenheit an Sprachliches erlauben originelle Lösungen, die dann oft auch einer sprachlichen Konkretisierung zugänglich sind. Die zeitliche Orientierung sowie die hinsichtlich Ich und Nicht-Ich ist schnell herstellbar. Mit der realitätsnahen Antizipierung zukünftiger Ereignisse in der Phantasie hat diese eine die Gesundheit stützende Funktion, denn – so Fenichel (1974) – „Ereignisse, die nicht antizipiert worden sind, werden mit größerer Anstrengung erlebt, als die, auf die man vorbereitet war" (S. 170).

Mit der Phantasietätigkeit geht immer eine Regression einher, die im Falle der zur Handlung hinführenden kurzdauernd ist und spontan rückgängig gemacht werden kann. Diese Regression ist das Mittel der Wahl, um ein gestörtes Anpassungsgleichgewicht anzugehen und die Neuorientierung vorzubereiten. Sie ermöglicht einen Progressionsprozeß, der im regressiven Zustand startet (vgl. Heinz 1976). Damit hat sie nach A. Freud (1971, S. 103) eine gesundheitsfördernde Funktion. Regressionen dieser Art sind notwendiger Bestandteil jeder Entwicklung. So verweist die Autorin in der gleichen Schrift nicht umsonst auf den Volksmund, in dem es heißt, „... daß Kinder zwei Schritte vorwärts machen und einen zurück" (S. 97). Hat ein Kind eine neue Fähigkeit erworben, so ist es nach kurzer Zeit zu anstrengend, das Neue durchzuhalten. Das Kind fällt zurück auf ein Niveau, welches es müheloser beherrscht. Es kann sich dort ausruhen und vielleicht auch in der Phantasie probehalber das neue Verhalten durchspielen, um dann wieder die Anstrengung zu wagen.

Ähnlich ist es, wenn das Kind seine Welt erforscht. Hier regt fehlendes Wissen die Phantasietätigkeit an. Es werden reale und phantastische Verknüpfungen versucht, die dann gleich oder später an der Realität gemessen werden können. Dasselbe gilt für Wünsche und Ängste. Werden sie zu stark, muß erst einmal der Umgang mit ihnen in der Phantasie, z.B. über projektive Identifizierung und Rollentausch, geübt werden. Auf diese Weise steigen unbewußte Inhalte auf und werden vorbewußt oder bewußt; die Realität wird zur Projektionsfläche und der Umgang mit ihr zum Sekundärprozeß. Hierbei kommt es sicherlich sehr oft zu konfliktbedingten Wahrnehmungsverzerrungen. Dennoch denke ich von einem Annäherungsschritt an die Realität sprechen zu können. Es ist ein Stück Ordnung in die Weltsicht gebracht, und das hilft dem Kind, sich weiter zu wagen auf noch nicht so gut bekanntes Gebiet.

Mit all ihren Möglichkeiten bietet Phantasie Chance und Gefahr für das kindliche Seelenleben. Sie ist Ventil und Reparaturwerkstatt, ermöglicht Probehandeln, vermittelt Lust und Freude. Bekommt ein Kind nicht die nötigen Anregungen und Hilfen, besteht die Gefahr, sich ins Irreale zu versteigen, sich durch Luftschlösser den Kontakt zur Wirklichkeit zu verbauen oder sich in Ängsten zu verstricken.

Ob ein Individuum sich im regressivem Zustand erholen und zukünftiges Handeln vorbereiten kann oder ob es überschwemmt wird, hängt weitgehend von dem Verhältnis der zu bewältigenden Belastung und der Stärke des Ich ab. Kann dieses seine steuernde und kontrollierende Aufgabe weiterhin ausüben und braucht es sich nicht bedroht zu fühlen, so kann es aus der Regression profitieren. Es übt unter weniger anspruchsvollen Bedingungen Funktionen, an denen es erstarken kann. Kris (1977) spricht in diesem Zusammenhang von „Regression im Dienste des Ich". Ein Ich jedoch, welches über längere Zeit vergebens sich um Kontrolle bemüht, wird nur noch schwächer und braucht weitere Entlastung.

3.2 Künstlerische Gestaltung als Mittler zwischen Primär- und Sekundärprozeß

Dort, wo das Individuum nicht stark genug ist oder aber die Belastungen zu groß sind, als daß eine „Regression im Dienste des Ich" (Kris 1977) nicht mehr möglich ist, können kreative Betätigungen eine Mittlerstellung zwischen Phantasie, die von der Realität wegführt und solcher, die zu ihr hinführt, einnehmen. Wesentlich erscheint hierbei die Bindung der Phantasie im Gestaltungsakt. Durch sie wird ein Ausagieren über Identifikation und motorische Abfuhr im

Sinne einer Entlastung und gleichzeitig eine Ausformung primärprozeßhafter Inhalte ermöglicht.

3.2.1 Abfuhr

Die Abfuhr tiefer Wünsche, Ängste und Schmerzen setzt den Kontakt zu frühen Schichten der Persönlichkeit voraus. Sie ist über Abkömmlinge des Primärprozesses möglich. Müller-Braunschweig (1964) weist auf die vorbereitende Rolle der Träume für das Bewußtwerden hin. Doch hier ist das Individuum noch nicht aus seinem „Autismus" herausgetreten, und es fehlt ihm noch an Distanzierungsmöglichkeiten. Direkte Realitätsbewältigung ist hier nicht möglich. Dies ist bei der kreativen Gestaltung anders. Es wird eine wiederholbare Formulierung oder ein Objekt geschaffen. In die Ausgestaltung können Anmutungserlebnisse – also frühkindliche Erfahrungsqualitäten – eingehen. Durch sie erst kann ein Gegenstand oder eine Gebärde zur Kunst werden. Das Ringen um die Ausformulierung der Anmutung am Material oder an der Gebärde ist charakteristisch für einen Schaffensprozeß. Hier ist das Ich angesprochen. Das Produkt kreativer Tätigkeit umfaßt das gefühlsgesättigte Anmutungserleben und den gefühlsarmen (rationalen) formalen gestalterischen Aspekt. Gerade letzterer ist im besonderen Maße symbolischem Ausdruck zugänglich (vgl. Navratil 1976, S. 277).

Hinsichtlich der Gewichtung von Anmutungs- und Formalaspekt hat Müller-Braunschweig (1964) eine Rangreihe bei den verschiedenen Arten kreativer Betätigung aufgezeigt:

Der *Tanz* ist nur an das Bewegungsvermögen des Menschen gebunden. Kommt Musik hinzu, so fällt der Klang auf unbewußte Inhalte und führt in der Bewegung zur motorischen Umsetzung. Die Musik ist gebunden an Rhythmik. Gerade bei dieser Form künstlerischer Gebärde kommt es am häufigsten zur Ekstase, einem Zustand direkter Kontaktaufnahme mit dem Unbewußten.

Weniger geschützt – alleine weil nicht wie der Tanz dem Augenblick verhaftet – ist das *Malen*. Dafür bietet sich Schutz durch ein Mehr an Symbolisierungsmöglichkeiten an. Hier erfahren Umsetzungsintentionen durch das Material Grenzen. So muß Rhythmus in der Zeichnung kompositionell bewältigt werden (vgl. Müller-Braunschweig 1964, S. 126). Die Abfuhr ist dadurch in einem hohen Maße kanalisiert und so an die Verwendung neutralisierter Energie gebunden. Gerade diese Form der Kanalisierung durch Übung ermöglicht erst den künstlerischen Ausdruck, d. h. das Ringen um die Übereinstimmung von Form und Ausdruck entsprechend der Anmutungsvorstellung. Die Ausdrucksmöglichkeit ist gebunden an die Fähigkeit, mit den Eigenheiten des Materials umzugehen. In der *Literatur* bedient man sich der Sprache, eines Mediums, welches sehr stark bei der Bildung des Sekundärprozesses beteiligt ist. Sie stellt alleine durch die Grammatik die höchsten formalen Anforderungen. So erfährt der Primärprozeß die stärkste Bindung. Erst der gekonnte Umgang mit dem Wort ermöglicht den Ausdruck von Anmutungsqualitäten, wie wir ihn in der Dichtung als Metrum und Stimmungsbild erkennen. Gerade an meinen Schülern ist mir deutlich geworden, daß mit wenig Vorübung ein Ausdruck im Tanzen und nach einiger Vorbereitung im Zeichnen und Malen zu erzielen ist; ihn jedoch über Sprache zu erreichen, erscheint schwieriger.

3.2.2 Form und Ausdruck

Navratil (1976, S. 277) beschreibt Form und Ausdruck als ein Spannungsverhältnis. Je stärker der Anmutungsaspekt ist, desto schwieriger wird die formale Umsetzung, d.h. desto mehr Ich-Leistungen sind erforderlich. Den Ursprung der Anmutung sehen Navratil (1976) und Müller-Braunschweig (1964, 1974) in der präverbalen Mutter-Kind-Interaktion. Müller-Braunschweig (1964) bezieht sich auf Untersuchungen von Spitz (1960), wenn er als wesentliche Bestandteile Gleichgewicht, Spannung, Körperhaltung, Temperatur, Vibration, Haut- und Körperkontakt, Rhythmus, Tempo, Dauer, Tonskala, Nuancen in Tönen, Klangfarbe etc. als Wahrnehmungsqualitäten des Säuglings beschreibt. Diese frühen Kommunikationsformen vermitteln Gefühle. Sie sind auch „Urelemente der Kunst" (vgl. Müller-Braunschweig 1964, S. 119) und finden bei der Gestaltung und der Rezeption ihren Niederschlag. In der Therapie ist ebenfalls über die Verwendung dieser frühen Kommunikationsformen eine nachholende Entwicklung möglich.

Vor den von Spitz als Bestandteile präverbaler Kommunikation genannten Modalitäten wird Müller-Braunschweigs Rangreihe besser nachvollziehbar. Es wird deutlich, daß beim Tanzen primärprozeßhafte Inhalte in einem höheren Maße unmittelbar abreagiert werden können als in der Literatur. Hier kann weniger Unbewußtes unmittelbar umgesetzt werden, und es ist ein höheres Maß an Ich-Leistungen erforderlich.

3.2.3 Schutzfunktion

Um eine Abfuhr von verdrängten unbewußten Inhalten zu ermöglichen, ist ein „Schutzraum", wie ihn z.B. die Kunst bietet, notwendig. Diese hat seit jeher eine sozial anerkannte Sonderstellung. In ihrem Gewande kann vieles gesagt werden, was sonst zu gefährlich wäre. Diese Verkleidung beruhigt das Über-Ich und überläßt es dem innerseelischen Kräfteverhältnis, in welcher Verteilung Es- und Ich-Aspekte in der Umsetzung zum Zuge kommen. Der Umgang mit kreativem Material spricht frühe Wahrnehmungskategorien an. Im Gestaltungsvorgang ist durch die Introjektion und Projektion ein intensiver Gefühlaustausch ermöglicht. Es kann auf symbolischer Ebene ausgedrückt werden, wobei offen bleibt, ob das Symbol im Dienste der Abwehr oder der Ich-Erweiterung steht. Bei allem ist ein ständiger Wechsel von bewußten und unbewußten, von spontanen und reflektierten Äußerungen möglich. Kreative Betätigung erfordert passive Offenheit für neue Einfälle wie auch aktive Auseinandersetzung im Wechsel. Ein inneres Kräftefeld läßt sich nach außen transponieren und im kreativen Produkt ausleben. So werden Inhalte kommunzierbar. Dabei mildert diese Form des Auslebens die Angst vor symbiotischer Verschmelzung (das ist besonders für früh gestörte Menschen wichtig), bedeutet gleichzeitig eine Distanzierung und bestätigt die Individualität (vgl. Müller-Braunschweig 1974, S. 616, 625). Phantasien werden Wirklichkeit, ohne unbedingt Wirklichkeit zu sein.

Stellt sich in der kreativen Produktion der Kontakt zu unbewußten Inhalten her, so finden wir oft „rauschhaftes Erleben". Müller-Braunschweig (1974, S. 625) sieht die Erklärung hierfür in der Wiederbelebung früher Erlebnis- und Ausdrucksformen sowie in der symbiotischen Einheit, die zeitweise wiederhergestellt wird.

Navratil (1976, S. 274) sieht im Mythos eines der wichtigsten ordnungsspendenden Elemente überhaupt. Sein Ursprung ist im Tanz und im Gesang zu suchen. Der Autor schreibt:

> Beim Primitiven wird das noch weitgehend fehlende Ich-Bewußtsein durch den Mythos ersetzt. . . . Künstlerisches Schöpfertum erfordert eine Ausschaltung des durch Überlegungen geleiteten, Zwecke setzenden Wollens und eine Ausblendung des Realitätsprinzips. Die Ordnung, die der Künstler schafft, entstammt nicht einer von ihm selbst gelenkten Tätigkeit, sondern verdankt unbewußten Kräften seines Inneren ihr Sein (S. 274; vgl. hierzu auch Kohut 1975 a, S. 160).

Eine ähnliche Einschränkung des Ich-Bewußtseins finden wir auch bei Kindern und Schizophrenen. Ein Vergleich von ihren Bildern mit denen von „Primitiven" läßt Parallelen erkennen. Den meisten Erwachsenen ist der Zugang zum Mythos erschwert. Künstler finden den Weg leichter.

Von Picasso ist folgender Ausspruch bekannt: „Als ich Kind war, konnte ich zeichnen wie Raphael; aber ich habe ein Leben gebraucht, um so zeichnen zu können wie sie [die Kinder] (zit. nach Sager u. Raubert 1981, S. 40).

An dem Ausspruch des großen Malers wird die Anstrengung deutlich, die selbst für den Künstler darin liegt, den Zugang zum Unbewußten zu finden.

Ähnlich äußerte sich Sendak, der Autor und Illustrator der „Wilden Kerle" in einem Interview.

„Ich glaube kaum, daß das Kind, das ich einmal war, wirklich erwachsen geworden ist. Es existiert irgendwo in einem außerordentlich plastischen, physischen Sinn . . . ich versuche ständig, mit ihm in Kontakt zu bleiben."

An seinen Büchern „. . . arbeitet er manchmal jahrelang, bis an den Rand der Verzweiflung", fügt Brinck (1981, S. 16 f.) kommentierend hinzu.

Kunst hat eine Sonderstellung und ist ein Schutz- und Schonraum, der seine eigenen Gesetze kennt. Man könnte die künstlerische Ausformung am Material auch einen „abgemilderten Sekundärprozeß" nennen; dies auch deshalb, weil das Kunstwerk nicht in dem Maße in Zeit und Raum verhaftet ist wie die Wirklichkeit. In ihm spiegelt sich das seelische Kräftefeld wieder (Müller-Braunschweig 1974, S. 616). Man hat es auch einen „Mikrokosmos des Seelenlebens" (Widlöcher 1974) genannt.

Während des Schaffensprozesses findet ein intensiver Gefühlsaustausch zwischen Schöpfer und Werk statt. Jede im Schaffensprozeß herbeigeführte Veränderung wird wahrgenommen, d. h. zurückgemeldet. Da die Schaffenskraft direkt auf das Individuum zurückwirkt, erlebt es sich als Urheber. Auf diese Weise findet eine nicht bewußte Überprüfung statt, ob das Werk auch tatsächlich den eigenen Empfindungen entspricht. Über dieses „Austesten" innerer Wirlichkeit (vgl. Müller-Braunschweig 1964, S. 128) findet auch eine Veränderung derselben statt. Das eigene in das Werk investierte Anmutungserleben wird vom Schöpfer – wenn auch nicht notwendig bewußt – verstanden. So stellt die innere Veränderung ein Stück Selbstfindung dar. In einem Annäherungsprozeß wird Kongruenz zwischen kreativem Ausdruck, dem momentanen Gefühlszustand und dem Selbstbild angestrebt. Dabei gehen viele Persönlichkeitselemente und -schichten in das Werk ein. Ist eine Synthese gefunden, tritt eine innere Beruhigung ein.

Die bislang unvereinbar erscheinenden Strebungen brauchen sich nicht mehr gegenseitig zu bekämpfen; sie sind versöhnt. Damit wird die Wirklichkeit angereichert, und es entstehen neue Empfindungen der Harmonie und des Sichselberverstehens. Gleichzeitig hat eine „Objektivierung" Müller-Braunschweig 1974, S. 617) stattgefunden. Die Phantasie flottiert nicht mehr frei. Selbst ihre unbewußten Elemente haben eine Strukturierung erfahren. Die Phantasie ist im Werk Wirklichkeit geworden, und damit hat sich ein Stück Unabhängigkeit von der sonst so enttäuschenden Umwelt eingestellt. Dies ist um so mehr der Fall, je intensiver die investierten Gefühle waren. Denn von ihrer Stärke hängt die Ausdruckskraft ab.

3.2.4 Stärkung der Ich-Funktionen

In der nicht wertenden, wirklichkeitsnahen Rückmeldung durch das kreative Produkt im Schaffensprozeß versteht und akzeptiert sich der Mensch ein Stück mehr. Das entlastet und schafft neuen Ansporn, an der Integration der Gefühlswelt im Kunstwerk weiter zu arbeiten. Für viele werden hier neurotische, psychotische und verpönte Persönlichkeitsanteile erstmals annehmbar. Sie haben hier nicht in dem Maße wie im täglichen Leben störenden Einfluß. Sonst nicht kommunizierbare Persönlichkeitsanteile werden im kreativen Produkt mitteilbar. Müller-Braunschweig (1974, S. 617) sieht im Kunstwerk einen wohlwollenden Partner, der neue Lösungen anregt, aber nicht aufdrängt. Es entsteht für den Menschen eine Atmosphäre des Wohlwollens, der Bestätigung und der Sicherheit. Die Elemente, die normalerweise die Kommunikation beeinträchtigen, wie Neurose, Psychose, Abwehr, Über-Ich-Normen etc., sind durch die Verkleidung als künstlerisches Produkt abgemildert, und selbst die Umsetzung asozialer Inhalte ist sozial akzeptabel.

Es erscheint nun nicht mehr verwunderlich, daß kreative Betätigung neben der libidinösen Entlastung und der Möglichkeit des spielerischen Umgangs mit aggressiven Tendenzen auch ein faszinierendes Moment beinhaltet, das oft nicht losläßt, bis das Werk eine vorläufige, im Falle der Kunst endgültige Lösung erreicht hat. Ich habe bei mir selber erlebt und bei meinen Kindern beobachten können, daß bei echter Betroffenheit während des Schaffensprozesses alles andere unwichtig wird und die Zeit vergessen werden kann. Dann stellt sich auch nicht mehr die Frage, ob die Vorstellung umsetzbar ist. Es wird versucht und ausprobiert, ein mehr oder weniger scharfes inneres Bild im Werke ausformuliert. Dabei ist häufig zu beobachten, daß Menschen über sich hinauswachsen.

Bei meinen Schülern bemerkte ich solche Momente in denen sich dann Ruhe und Beruhigung einstellt und sich eine Spannkraft entwickelt, die in vielen Fällen sonst nicht vorstellbar wäre. Ganz nebenbei üben sich handwerkliches Geschick und der adäquate Umgang mit dem eigenen Seelischen. Sonst ausufernde Phantasien werden konturierter und ermöglichen dadurch die Auseinandersetzung. Ein Grund hierfür ist sicherlich die durch das Kunstwerk geschaffene Triebentlastung. Die nun schärfer wahrgenommene Innenwelt läßt oft erst im Werk eine Auseinandersetzung mit den inneren Objekten – den Repräsentanzen – zu und ermöglicht Veränderung durch Selbstkommunikation.

Moser (1967) weist darauf hin, daß eine Auseinandersetzung mit inneren Objekten auf der Phantasieebene leichter möglich ist, da hier die Abhängigkeiten realer Beziehungen nur mit einem Bruchteil ihrer tatsächlichen Intensität erlebt werden. Moser führt das darauf zurück, daß in der phantasierten affektiven Beziehung es nicht zu tatsächlichen Reaktionen der anderen kommt. Durch diese bedingte narzißtische Kränkungen sind unmöglich (vgl. S. 118).

Im Vorgang der Formgebung werden Ich-Leistungen verlangt und geübt. Mit zunehmender handwerklicher Geschicklichkeit, mit der Übung von Wahrnehmung, Kontrolle, Durchhaltevermögen und anderen Ich-Funktionen wächst auch die Möglichkeit, tiefere Anmutung in das Werk einzugeben. Durch den flexibleren Umgang und die schärfere Selbstwahrnehmung wird Fremdwahrnehmung vorbereitet, und ein lockerer Umgang mit der eigenen Pathologie kann eingeübt werden. Das Zusammenspiel von Entlastung, Stärkung der Ich-Funktionen und Selbstkommunikation scheint synthetische Leistungen zu erleichtern und so „heilend" zu wirken.

Projektion der Gefühle und Identifikation mit dem Geschaffenen sind Prozesse, die zur Neutralisierung der Triebenergie im Sinne von Hartmann (1972) beitragen und diese für das Ich handhabbar machen. Alleine dadurch wird das Ich im Verhältnis zum Es gestärkt. Der Mensch ist nun in der Lage, Befriedigung an der erbrachten Leistung zu erlangen, wodurch wiederum der Umgang mit den Trieben leichter wird. Müller-Braunschweig (1964) faßt die Wirkung kreativer Betätigung am Beispiel der Malerei einer Analysepatientin zusammen:

Die Entwicklung dieser [unabhängigen] Ich-Funktionen ist auch an der Folge der hier
gezeigten malerischen Arbeiten abzulesen. Die Verwendung früher Wahrnehmungskategorien, das introjizierende und projizierende Verhalten, die große Rolle oraler Objektbeziehungen müßten nach einer Stärkung des Ich nicht mehr zur einer Realitätsverkennung
führen (S. 146).

Mit der Ermöglichung einer gelungenen Kommunikation über tiefpersönliche
Inhalte auf symbolischer Ebene ist sicherlich für viele ein Stück vermittelndes
Glücksempfinden und Zufriedenheitserlebnis verbunden. Man kann sich so, wie
man ist, annehmen. Dadurch werden Abwehrmechanismen überflüssig. Es kann
nun mit sonst nur schwer kommunizierbaren Inhalten spielerisch umgegangen
werden. Vor diesem Hintergrund verstehe ich die Äußerung von Kramer (1978),
wonach Kunst bei Kindern Energien und Leistungen hervorzubringen vermag.
Die Autorin schreibt:

Wenn seelische Struktur aufgebaut wird, werden Energien gebunden und direkte Trieb-
befriedigungen verringert. Wenn alles gut geht, entsteht durch die gewonnene Ichstärke
und die bessere Bewältigung der Triebe auch ein Siegesgefühl und eine gehobene Stimmung (S. 33).

Eine geglückte Selbstkommunikation stellt einen Wert dar, der im Falle des Bildes für sich behalten und vielleicht zu späterer Zeit wieder aktualisiert werden
kann. Darüber hinaus – und das gilt auch für Tanz und Vorführung – kann das
Bild oder die Maske anderen zugänglich gemacht werden. Teilen andere die
eigene Freude und bewundern einen, so findet eine Bestätigung der geglückten
Auseinandersetzung statt. Durch dieses Vorzeigen läßt sich nun auf symbolischer Ebene kommunizieren. Müller-Braunschweig (1964) weist darauf hin, daß
vom Primärprozeß gesteuertes Ausdrucksverhalten in Form von Körpersprache
von anderen wahrgenommen werden kann und ein Bild vermittelt. Das gilt
auch für symbolischen Ausdruck im kreativen Produkt.

3.2.5 Teilnehmende Beobachtung/„Stellvertretende Teilnahme"

Neben der vorbewußten Verstehbarkeit unbewußter Signale spielt die „stellver-
tretende Teilnahme" (Kris 1977) eine wichtige Rolle. So wie der Künstler durch
die Verkleidung der Kunst vor dem Über-Ich geschützt ist, ist dies noch in viel
höherem Maße der Beobachter bzw. der Zuhörer. Fühlt er sich wirklich angesprochen, so kann die „ästhetische Illusion" (Kris) so intensiv sein, daß sie
sogar gegenüber realen Gefahren in Sicherheit wiegt, die identisch sind mit im
Kunstwerk dargestellten und gebannten (vgl. Kris S. 47).
Diesen Mechanismus finden wir auch beim Märchenhören und beim Schau-
spiel. In der „stellvertretenden Teilnahme" ist die Phantasie in einen Hand-
lungszusammenhang eingebunden und wird geleitet vom Gang des Geschehens
über die Identifikation des Zuschauers bzw. Zuhörers. Auf diese Weise finden
Veränderungen statt. E. Mahler (1969) spricht in diesem Zusammenhang von
„Ich-Training für kleinere Kollektive".

In ihrer Einfachheit und Vielschichtigkeit sprechen Märchen jedes Kind an. Die Themen können als Grundprobleme angesehen werden. Zum Märchen führt Bettelheim (1980) aus:

> Um diese Probleme zu meistern, muß es [das Kind] verstehen, was in seinem Bewußten vorgeht, damit es auch mit dem zurechtkommt, was sich in seinem Unbewußten abspielt. Dieses Verständnis und diese Fähigkeit erringt es nicht durch rationales Erfassen seines Unbewußten, sondern nur, indem es mit ihm vertraut wird: indem es als Reaktion auf unbewußte Spannungen über entsprechende Elemente aus Geschichten nachgrübelt, sie neu zusammensetzt und darüber phantasiert. Dabei formt das Kind unbewußte Inhalte zu bewußten Phantasien, die es ihm dann ermöglichen, sich mit diesem Inhalt auseinanderzusetzen (S. 13).

Die Durcharbeitung unbewußter Inhalte in der Phantasie entlastet, eröffnet neue Perspektiven und beugt Durchbrüchen des Primärprozesses vor. Gerade die hier angesprochenen Aspekte nutzt die Hindumedizin, wenn sie Menschen mit seelischen Problemen passende Märchen zur Meditation anbietet (vgl. Bettelheim 1980, S. 33). Ähnliche Mechanismen nutzt Peseschkian (z. B. 1979) in seiner therapeutischen Arbeit.

Der heilende Effekt liegt u. a. in der selbständigen Bearbeitung eigener Schwierigkeiten während des Nachdenkens über das Märchen. Dessen irrealer Charakter erlaubt es, sich der Phantasie zu überlassen, und hilft, auf regressivem Niveau eine Basis zu finden, von der aus die Wirklichkeit sich erobern läßt. Für Zuschauer von Theaterstücken gilt ähnliches.

4 Einige Bemerkungen zur Psychologie der Gruppe im Erziehungsprozeß

Die Familie als Gruppe zählt zu den wichtigsten Sozialisationsbedingungen überhaupt. In ihrer Abgeschlossenheit und Überschaubarkeit hat sie die Funktion, Sicherheit, Verbunden- und Geborgenheit zu vermitteln. So stellt sie einen Nährboden für Wachstum dar. In ihr werden Grunderfahrungen gemacht, die sich im späteren Leben – insbesondere im Umgang mit Kollektiven – niederschlagen.

4.1 Entwicklungsmöglichkeiten in der Gruppe

Als erster war es Aichhorn (1957, insbesondere S. 144 ff. und S. 123 ff.), der auf die Bedeutung von Gruppen für schwererziehbare und milieugeschädigte Jugendliche hingewiesen hat. Er konnte zeigen, wie die jungen Menschen durch die Gruppenerfahrung erstmals seit langer Zeit wieder bereit waren, äußere Realität zu akzeptieren und damit das Realitätsprinzip anzuerkennen (vgl. Battegay 1979, S. 81).

Gerade Menschen in Ghettosituationen sind im besonderen Maße geeignet, „mit Hilfe kollektiver Verdrängungsprozesse ausgesondert" (H. E. -Richter 1980, S. 323) und zum Sündenbock der Gesellschaft mit negativer Identität gemacht zu werden.

Den Weg zur Emanzipation beschreibt Battegay (1976) in Anlehnung an H. E. Richter am Beispiel Obdachloser. Die Autoren schlagen eine gruppenmäßige Erfassung vor, damit die Außenseiter

> ... aktiviert werden, (wieder) ein Selbstwertgefühl erlangen, sich mit ihresgleichen solidarisch fühlen und identifizieren lernen – statt mit den Normvertretern und deren abschätzigem Urteil über sie, die „Devianten" –, und (wieder) beginnen, ihre Zukunft in die eigenen Hände zu nehmen (Battegay 1976, S. 71).

Gerade Defizite oder fehlgeleitete Lernerfahrungen in der Familie, der Peergroup, wie Schulklasse oder Kindergarten etc., schlagen auf das spätere Verhalten in Gruppen durch. So können z. B. Menschen infolge einer Unfähigkeit, sich in Gemeinschaften durchzusetzen und dort auch eigene Bedürfnisse zu befriedigen, zu unangemessenen Anspruchshaltungen im Zusammenleben kommen. Die spezifischen Defizite begünstigen entsprechende Kompensationsbewegungen, die jedoch nur bedingt zum Ziel führen. Battegay (1976, 1979) spricht von

„Entartungstendenzen". Sie können z.B. darin bestehen, daß sich eine hinreichende Organisation und Struktur nicht zu bilden vermag und eine Gruppe so zu einer „Masse" wird. Folgt solch eine „willenlose Masse" einem Führer, so kann sie gefährlich werden. Wir kennen das von Bandenbildungen. Das einzelne Individuum hat sich hier den Gruppennormen, die dem Willen des Führers entsprechen, zu beugen. Außenseiter können nicht ertragen werden. Andere Entartungsmöglichkeiten wären die Bildung eines „narzißtischen Gruppenselbst", die ausschließliche Beschäftigung der Mitglieder mit ihrer Gruppe und die Institutionalisierung von Gruppengeschehen zu einer starren Ordnung. Die Entartungen beschneiden die Entwicklungschancen des einzelnen Individuums. Der Zusammenhalt des Kollektivs in Belastungssituationen wird brüchig. Eine solche Gruppe vermag nur selten schwierige Probleme sachadäquat zu lösen.

Eine nichtentartete Gruppe dagegen bietet für jedes Mitglied Möglichkeiten der Entfaltung, erlaubt den Kontakt zu anderen Gruppen, weiß sich in Frage zu stellen und duldet keinen selbstherrlichen Leiter. Sie kann sich gegen Entartungstendenzen von innen und außen wehren, wächst in Belastungssituationen und findet sachimmanente Lösungen. Insbesondere hat eine solche „reife" Gruppe genügend Stärke, um sich mit Außenseitern auseinanderzusetzen, ohne sie stigmatisieren zu müssen.

4.2 Horizontal-interaktionelle Betrachtungsebene

Um sich zu einer Gruppe zusammenzutun, ist einmal die Attraktivität eines gemeinsamen Ziels und die Wertschätzung der anderen Mitglieder Bedingung. Häufige Interaktion fördert den Zusammenhalt und die Herausbildung gemeinsamer Normen. In der Reaktion der anderen erfährt der einzelne etwas über sich selbst. Die ständige Rückmeldung fördert den Anpassungsprozeß, die Attraktivität der Gruppe und die Ausbreitung des Narzißmus auf das Kollektiv. Auf diese Weise werden wechselseitige Identifikationen der Gruppenmitglieder vorbereitet. Es entsteht schließlich ein „Wir-Gefühl".

Für eine Gruppe sind ihre Aktivitäten von besonderer Bedeutung. Hier zeigt sich, daß sie durch den hohen Grad ihrer Information und der Arbeitsteilung dem einzelnen in der Lösung von Problemstellungen überlegen ist.

Hat die Gruppe einen Leiter, so ist es günstig, wenn er darauf verzichtet, alles selber entscheiden zu wollen. Er würde nur die Gruppe von sich abhängig machen. Gibt er die sich stellenden Probleme an die Gruppe zurück, ist jeder einzelne gefordert. Je nach Aufgabenstellung wechseln die Rollen, und es wird deutlich, wo welches Mitglied für die Gruppe von Nutzen ist. Auf diese Weise können Rollen transparenter und Autoritätsstrukturen durchlässiger werden. Der Zusammenhalt einer derart strukturierten Gruppe zeigt sich in Belastungssituationen: sie vermag an den Schwierigkeiten zu wachsen. Ein Kollektiv, welches die Stärken eines jeden Mitglieds zu nutzen versteht, verzichtet darauf, Außenseiterpositionen zu verfestigen. Auf diese Art vermag es Sicherheit zu vermitteln. Nähe, Distanz, Stabilität und Dynamik regulieren sich selber. Wird von außen zuviel Unruhe in die Gruppe getragen, wird sich dort eine Tendenz bemerkbar machen, stabile Momente zu pflegen. Zuviel Nähe auf einigen Gebieten hat Distanzierung auf anderen zur Folge.

4.3 *Vertikal-tiefenpsychologische Betrachtungsebene*

Mit der Entstehung des Wir-Gefühls regrediert die Gruppe. Die wechselseitigen Identifikationen verstärken die Gefühle in jedem einzelnen Mitglied. Die Äußerungen dieser Gefühle lassen sich nach E. Mahler (1969) als „Ausdruck der jeweiligen Gesamtbefindlichkeit der Gruppe" verstehen. „Unbewußte Phantasien und gemeinsame Erwartungshaltungen werden zum Inhalt der Übertragung" (S. 507).

Unter günstigen Bedingungen bildet ein Kollektiv ein Gruppen-Ich heraus, welches analog psychoanalytischer Persönlichkeitstheorie steuernde und kontrollierende Aufgaben zu erfüllen hat. Es ist ein Gruppenablauf zu verzeichnen, der nach Ohlmeier (zit. nach Leber 1972, S. 34) den „Verlauf der frühkindlichen Entwicklung und Auseinandersetzung wiederholt".

Dem Leiter der Gruppe gegenüber finden Übertragungen statt. Hierzu führt Leber (1972) aus:

> Die Gruppenmitglieder lassen ihm [dem Leiter] gegenüber einheitliche infantile „Einstellungen" erkennen. Bion (1961) fand drei solche „Grundeinstellungen", die die Gruppenmitglieder dem Gruppenleiter entgegenbringen, thematisiert als „Abhängigkeit", „Kampf und Flucht" und „Paarbildung". Beim Verfolgen der Gruppenprozesse stellte sich immer deutlicher heraus, daß diese drei Grundeinstellungen in der angegebenen Reihenfolge ablaufen, und zwar im Sinne der infantilen Entwicklung. Der Verlauf ist als eine Neuauflage des frühkindlichen Sozialisationsprozesses zu erkennen (S. 32).

Die „Grundeinstellungen" haben den Status von latenten Traumgedanken, die in der Gruppensituation mehr oder weniger situationsgerecht ausgeformt werden, vergleichbar dem Sekundärprozeß.

Das Wir-Gefühl ist verbunden mit einer Anspruchshaltung gegenüber dem Leiter („Abhängigkeit"). Wird dieses in einer für die Gruppe erträglichen Form frustriert, wird dadurch die Eigeninitiative gestärkt. In dem Maße, in dem das Verlangen der Gruppe zurückgewiesen wird, findet Spannung und Veränderung statt. Ein Mindestmaß ist notwendig, denn ohne diese Spannung werden nach Battegay (1979) „die Mitglieder eine Gruppe nicht als interessant und faszinierend erleben und vor allem keinen Impetus zur Veränderung mehr verspüren" (S. 89).

Die Gruppendynamik zwingt die einzelnen Mitglieder dazu, ihre Einstellungen und ihr Verhalten an die sich ständig ändernde Situation anzupassen. So kommen sie zu neuen Verhaltensweisen, lernen sich in Gruppen durchzusetzen und ihre Grenzen zu erkennen und zu wahren.

Diese Gruppenprozesse sind anfällig für Entartungen. Es ist Aufgabe des Leiters, solche Tendenzen rechtzeitig zu erkennen und ihnen entgegenzusteuern, sofern die Gruppe dies nicht aus eigenem Antrieb tut.

Gibt der Leiter unangemessenen Versorgungswünschen einzelner oder der Gesamtgruppe nicht nach, so werden Ich-Kräfte mobilisiert, die eigenständiges Handeln ermöglichen. Das gilt für alle Phasen der Gruppenentwicklung. Eine solch „integrative Arbeitsleistung" läßt die Regression zu einer im „Dienste des Ich" werden. E. Mahler fährt fort:

> Die Ich-Leistung der Gruppe, die von jedem Teilnehmer mitvollzogen wird, findet nach Abschluß der Therapie nachweisbar im Ich der einzelnen Gruppenmitglieder ihren Niederschlag (S. 507).

Damit leistet ein günstig verlaufender Gruppenprozeß in der Schulklasse einen Beitrag zur nachholenden Entwicklung.

5 Die „Wiederannäherungskrise"

„Wiederannäherungskrise" ist ein Ausdruck aus M.S.Mahlers (1972, 1975a, b) Psychologie der ersten Lebensjahre. So wie für die Gruppenentwicklung haben die Gesetzmäßigkeiten der frühkindlichen Entwicklung auch Bedeutung für Sendaks Geschichte (1967).

5.1 Der Entwicklungszyklus der ersten 3 Lebensjahre

In minutiösen Beobachtungsstudien konnte Mahler einen Entwicklungszyklus bei Kindern von der Geburt bis zum 3.Lebensjahr aufzeigen. In Analysen erwachsener Menschen ließ sich feststellen, daß dieser Zyklus in Zeiten besonderer Belastung immer wiederholt wird. Voraussetzung ist allerdings, daß der 1.Zyklus durchlebt werden konnte und die Entwicklung nicht vorzeitig zum Stillstand kam.

Als besondere Krisen werden der Übergang von der frühen Kindheit zur Latenz, von der Latenz zur Pubertät, von der Adoleszenz zum Stadium des frühen Erwachsenen (vgl. Kohut 1975b, S.213), aber auch Ehe und Elternschaft (vgl. Blanck u. Blanck 1980, S.78) genannt.

Unabhängig von entwicklungsbedingten Schwierigkeiten sehe ich in von außen herangetragenen Geschehnissen, wie z.B. in der Einschulung in die Sonderschule, sozialem Abstieg, Trennung vom bisherigen Freundeskreis und Milieuwechsel, Auslösungsmomente, die psychische Strukturen überfordern und zur Regression zwingen können. Die Herausarbeitung aus der Regression erfolgt nach den Gesetzmäßigkeiten des oben erwähnten Zyklus.

Er ist gekennzeichnet von 2 entgegenlaufenden Entwicklungen, die ineinandergreifen und sich auf diese Weise gegenseitig abstützen. Einerseits erfolgen Trennungs- und Loslösungsschritte, andererseits der Aufbau einer verinnerlichten Beziehung, die von der Anwesenheit der Bezugsperson unabhängiger macht. Die „Wiederannäherungskrise" wird als der Schnittpunkt angesehen, in der die physiologische Entwicklung und die der Ich-Funktionen so weit fortgeschritten sind, daß das Kind sich von der Mutter unabhängig fühlen kann. Zu diesem Zeitpunkt hat aber das „innere Bild" von der Mutter im Kind noch nicht die Stabilität erlangt, um die Reifungsschritte abstützen zu können. Es kommt zu einer Krise, in deren Folge das Kind regrediert und sich entsprechend der bisher durchlebten Phasenabfolge herausarbeitet.

Mit der geglückten Durcharbeitung des Zyklus ist für das Individuum ein Stück mehr an Stabilität und „innerer Freiheit" gewonnen. Es ist autonomer geworden. Damit haben sich die Voraussetzungen für die Bewältigung der nächsten Lebenskrise – relativ zu deren Schwere – verbessert.

Wenn der Zyklus therapeutisch genutzt werden soll, so hängt die Effizienz der Bemühungen zu einem Großteil von dem phasengerechten Verhalten der Bezugsperson (hier: Lehrer) ab. Ihr Verhalten sollte dem einer „guten Mutter" entsprechen, wie ein Kind sie im jeweiligen Entwicklungsalter braucht.

5.1.1 Phasenabfolge

Sie wird im folgenden nach M. S. Mahler (1972, 1975 a, b) dargestellt und durch Forschungsergebnisse von Moser (1967) und Kohut (1975 a, b) ergänzt.

a) Autistische Phase (bis ca. 4. Woche)

Nach der Geburt kennt das Kind lediglich Empfindungen von Lust und Schmerz. Es ist von sich aus unfähig, etwas für sein Wohlergehen zu tun. Vielmehr ist es in allem abhängig vom Einfühlungsvermögen der Umwelt. Das libidinöse Empfinden ist im Körperinneren angesiedelt und verlagert sich gegen Ende des 1. Monats zur Körperoberfläche.

b) Subphase der Symbiose (bis 4. Monat)

Hat die Besetzungsverschiebung stattgefunden, tritt das Kind in die Symbiose mit der Mutter ein. Es entstehen erste verschwommene Empfindungen von „innen" (Körper) und „außen". So bilden sich Gedächtnisspuren, die als Vorläufer von Selbst- und Objektrepräsentanzen gelten können. Für das Kind entsteht nach Blanck u. Blanck (1978) eine „verschmolzene Identität, wobei das Selbst – soweit überhaupt – als Teil der weiteren Welt erfühlt wird" (S. 76).

In seinem Wohlbefinden ist das Kind vom Willen und vom Einfühlungsvermögen der Mutter abhängig. Es ist darauf angewiesen, daß sie die Umweltreize filtert und so einer Überforderung des schwachen Organismus vorbeugt.

Von sich aus ist das Kind nur bedingt in der Lage, etwas für die Befriedigung seiner Bedürfnisse zu tun. Moser (1967, S. 103) spricht von „passiven Techniken der Objektbeeinflussung". Es kann lediglich durch sein Verhalten der Umwelt zeigen, daß es etwas braucht. Wird es nicht verstanden oder reagiert die Bezugsperson nicht entsprechend, muß das Kind sich als hilflos und ohnmächtig erleben. Der Wunsch, Erleichterung durch die Mutter zu erfahren und sie als „gut" zu erleben, kann übermächtig werden. Dem Säugling bleibt nur die Aufspaltung in „gute" und „böse" Repräsentanzen, um mit dem unerträglichen Zustand umgehen zu können. Moser sieht hierin eine spätere Unfähigkeit begründet, mit Ambivalenzen umzugehen, und eine Neigung zu destruktivem Verhalten.

Weiß die Mutter aber, den Bedürfnissen des Kindes entgegenzukommen, ermöglicht sie es ihm, Einfluß auf ihr Verhalten zu nehmen, erlebt das Kind den Umgang mit ihr lustvoll, und es kann sie libidinös besetzen. Die gleichermaßen vorhandenen Triebregungen treten in den Dienst der libidinösen Besetzung und werden zu Aktivitätspotentialen (vgl. Moser 1967, S.103). Die Fusionierung beider Triebe neutralisiert die Energie, und das Kind wird immer besser auf passive Weise die gewünschten Reaktionen der Mutter entlocken können. Zeigen die kindlichen Bemühungen Erfolg, führt das zu einer Intensivierung der Mutter-Kind-Interaktion.

In dem Maße, in dem ein Säugling glauben kann, daß er durch seine Lockrufe Einfluß auf die Mutter hat, bildet sich ein Selbstgefühl heran, welches Kohut (1975a, S.142) als „narzißtischen Grundtonus" bezeichnet hat.

Besonders in dieser Entwicklungsphase ist es wichtig, daß die Mutter sich in den Dienst des Kindes stellen kann und es als „Zentrum eigener Initiative" (Kohut 1975b) begreift.

Hat das Kind für die Mutter eine Funktion, etwa eine Ehe aufrecht zu erhalten, wird sie als Bezugsperson kaum in der Lage sein, sich selbstlos auf die Bedürfnisse des Kindes einzustellen. In solchen Fällen spricht Kohut von einer „Selbst-Objekt-Beziehung", die zwangsläufig den kindlichen Bedürfnissen zumindest in bestimmten Aspekten nicht gerecht wird.

c) Selbst-Objekt-Differenzierungsphase (5.–10. Monat)

Aufgrund sich entwickelnder motorischer und sensorischer Fähigkeiten beginnt das Kind sich schrittweise aus der Umarmung der Mutter herauszulösen. Kinder dieses Alters lassen nach Mahler (1975a) „sich gern vom Schoß der Mutter gleiten. Aber sie pflegen ihr so nahe wie möglich zu bleiben ..." (S.615).

Das Kind erforscht sich selber und die nahe Umwelt. Es kann bald unterscheiden zwischen Empfindungen aus dem eigenen Körperinneren und Informationen, die es über die äußeren Sinnesorgane erfährt. Ein globales sensorisches Erleben des eigenen Körpers und der Mutter stellt sich ein, und so wird auch die Unterscheidung voneinander möglich. Das Kind beginnt sich für Einzelheiten zu interessieren und Bekanntes von Unbekanntem zu unterscheiden. Mahler (1975a) schreibt: „Es [das Kind] scheint gewissermaßen gründlicher gewahr zu werden, was die Mutter ist, was sich wie die Mutter anfühlt, schmeckt, riecht, aussieht und ihren ‚Klang' hat" (S.615).

Das kindliche Erleben dieser Phase hängt in einem großen Maße vom Verlauf der Symbiose ab. Im günstigsten Fall beobachtet man nun beim Kind eine vertrauensvolle Erwartung sowie Neugierde und Staunen Fremden gegenüber. Bei weniger günstigem Verlauf kann sich „Angst vor Fremdem" einstellen, welche vorübergehend die Freude am Kennenlernen beeinträchtigt.

d) Übungsphase (bis zum 18. Monat)

In diesen Entwicklungsabschnitt tritt das Kind ein, sobald es sich von der Mutter durch Kriechen entfernen kann. Durch die physiologisch bedingte neue Möglichkeit, wird es sich in der Entfernung von der Mutter seiner „Getrenntheit und Selbstwerdung" (Mahler 1975 a, S. 616) gewahr. Mahler schreibt:

> Das Laufen ermöglicht dem Kleinkind eine ungeheuer gesteigerte Realitätsentdeckung und die selbständige Beherrschung seiner Welt als quasi magischer Meister; es fällt mit dem Aufwallen zielgerichteter aktiver Aggressivität zusammen (S. 617).

Hat sich im 1. Lebensjahr ein hohes Aktivitätspotential heranbilden können, so ist nun das Kind in der Lage, seine Liebe von der Mutter abzuziehen, indem es sich von anderem faszinieren läßt. Greenacre (1972)[1] spricht von einem „wohlbekannten Liebesverhältnis mit der Welt" (zit. nach Blanck u. Blanck 1980, S. 92).

Dadurch wird das Kind weniger abhängig von der Mutter. Stolz auf seine „Selbständigkeit" und das Vermögen, Einfluß auf die Mutter zu nehmen, hat es nicht mehr nötig, alle ihre Angebote anzunehmen. Es kann nun auch „nein" sagen. Die dadurch ermöglichte Abwehr libidinöser Besetzung setzt ein Stück aggressive Energie frei. Sie wird genutzt, um das „Nein" aufrecht zu erhalten. So braucht sich das Kind nicht mehr abhängig von der Mutter zu fühlen; entsprechenden Ängsten wird auf diese Weise vorgebeugt (vgl. Moser 1967, S. 106).

Immer wieder beobachten wir, daß das Kind Gegenständen, die es vielleicht schon in der Objektdifferenzierungsphase inspiziert hat, besonderen Wert beimißt. Es ist ein Teddy oder ein kleines Kissen, immer aber ein Ersatz für ein geliebtes Objekt. Dieses „Übergangsobjekt" (Winnicott) hilft dem Kind, sein Gleichgewicht zu stabilisieren und weitere Autonomie zu erreichen.

Gerade in dieser Phase ist es von besonderer Bedeutung, daß die Mutter dem Kind seinen „eigenen Körper" zubilligt. Nach Mahler (1975, S. 618) ist dies eine wichtige Vorbedingung für die Errichtung des eigenen Selbstgefühls. Mütter, die ihr Kind „künstlich" in der Symbiose halten wollen oder auf andere Weise ihm nicht erlauben, sich zu entfernen, vermitteln dem Kind, daß die erstrebte Selbständigkeit und Trennung etwas Schlechtes sei. Mahler (1975 a) schreibt:

> Gelungene zielgerichtete Aktivität schien in umgekehrtem Verhältnis zu Manifestationen feindseliger Aggression zu stehen, die ebenfalls bei dieser zweiten großen Besetzungsverschiebung während des Wachstumsprozesses auftrat (S. 619).

e) Wiederannäherungskrise (16.–18. Monat)

Von ihr spricht Mahler am Ende der Übungsphase, wenn das Kind die Kehrseite seines „Omnipotenzerlebens" bemerkt. Die Autorin (1975 a) schreibt:

---

[1] Die Literaturquelle ist bei Blanck u. Blanck 1980 nicht näher angegeben.

Mit der fortschreitenden kognitiven Entwicklung des 16 bis 18 Monate alten Kindes wird es sich mehr und mehr des Verlusts seines „idealen Selbst" – seines Wohlbefindens – bewußt, sobald es merkt, daß die Mutter nicht im Zimmer ist. Bei solchen Gelegenheiten bemerkten wir einen gewissen „Stimmungsabfall": gestische und Leistungsmotilität des Kindes verlangsamten sich, sein Interesse an der Umgebung wurde geringer, und seine Aufmerksamkeit schien nach innen gerichtet. Es schien, als wollte es sich einen anderen Zustand seines Selbst „einbilden" – jenen Zustand, in dem es sich befunden hatte, als der symbiotisch erlebte Partner „eins" mit ihm war (S. 619 f.).

Die fortschreitende kognitive Entwicklung läßt das Kind Dinge spüren, die nicht mit seinem Allmachtserleben in Einklang zu bringen sind. Das Kleinkind will seine tatsächliche Abhängigkeit von der Mutter nicht eingestehen, und es kommt zu dramatischen Kämpfen mit der Bezugsperson und zu Temperamentsausbrüchen. Mahler (1972) hat in einer früheren Arbeit in diesem Zusammenhang von einem „Knotenpunkt der Entwicklung" (S. 28) gesprochen. Bei der Bewältigung ist das Kind auf das einfühlsame Verstehen und die Dosierung der Erfahrung durch die Mutter angewiesen. Sie hat hier „Hilfs-Ich" zu sein.

f) Wiederannäherungsperiode (bis zum 22. Monat)

Diese Phase beginnt mit der Erfahrung, daß die kindlichen Wünsche nicht automatisch die der Mutter sind. Das bedeutet Enttäuschung und Ernüchterung. Hat das Kind ein Stück weit akzeptiert, daß es den alten Zustand nicht mehr herstellen kann, wird es darauf bedacht sein, seine Selbständigkeit zu üben. Damit hat es eine neue Quelle der Befriedigung. Die Erinnerung an Situationen des Versagens wird als peinlich erlebt und gemieden. Für den Beobachter ist es eine Situation, die gekennzeichnet ist von dem Verlangen des Kindes, groß, allmächtig und getrennt zu sein, und dem „Widerspruch, daß die Mutter alle Wünsche auf magische Weise erfüllen müsse – ohne erkennen zu wollen, daß Hilfe tatsächlich von außen kam" (Mahler 1975 a, S. 621).

Dieser Spannungszustand führt zu einer instabilen Gefühlslage. Unzufriedenheit und Unersättlichkeit, Stimmungsschwankungen und Temperamentsausbrüche zeichnen das Bild. Zurückweisung der Mutter und Anklammerung wechseln einander ab. Mahler spricht in diesem Zusammenhang von „Ambitendenz". Sie tritt auf, weil das Kind nach der Rückkehr von dem Ausflug in „seine Welt" während der Übungsphase nicht die Mutter dort wiederfindet, wo es sie verlassen hat. Ihr kommt die Aufgabe zu, das Kind über seine Enttäuschung hinwegzutrösten und zu zeigen, daß sie – auch wenn sie sich entfernt hat – doch noch für das Kind unverändert da ist.

g) „Auf dem Wege zur Objektkonstanz"

So nennt Mahler die nach oben hin offene Entwicklungsphase, die mit dem 22. Monat beginnt. Die Entwicklung ist nun soweit fortgeschritten, daß das Kleinkind besser realitätsangepaßt geworden ist in seinem Selbsterleben. Es verfügt nun über einige Übung im Umgang mit sich und den Bezugspersonen. Die sich schnell entwickelnden Ich-Funktionen machen das Kind zusehends unabhängiger von der Mutter. Es kann nunmehr seine Triebe besser kontrollieren und Bedürfnisse in Aufschub halten. Damit braucht das Kind nun nicht mehr im „Nein" zu verharren, wenn es etwas nicht möchte. Es kann sich statt des abgewehrten Bedürfnisses anderen Befriedigungen zuwenden. Moser (1967) spricht in diesem Zusammenhang von der Fähigkeit zur „Umbesetzung". Damit hat das Kind einen weiteren Autonomieschritt getan.

5.1.2 Narzißtische Wut[2]

Notwendigerweise ist jede Versorgung eines kleinen Kindes lückenhaft und unvollkommen. Um dennoch das narzißtische Gleichgewicht aufrecht zu erhalten, kompensiert das Kind durch die Schaffung eines „neuen Systems der Vollkommenheit" (Kohut 1975a, S. 142). Das ist erst möglich, wenn eine Trennung von der Mutter stattgefunden hat. Dann wird die Mutter aus der Sicht des Kindes mit Vollkommenheit und Macht ausgestattet. Das idealisierte Elternbild teilt sich nun in einen „Wunschanteil" und einen objektlibidinös besetzten. In dem Maße, in dem die Eltern dem Kinde nicht mehr zur (freien) Verfügung stehen, introjiziert es deren Eigenschaften und Funktionen. Die Eltern werden nunmehr als Introjekt im Kinde wirksam.

Die Bildung eines narzißtischen Selbst, die Überschätzung der eigenen Möglichkeiten und Fähigkeiten, ist in der normalen Entwicklung ein notwendiger Schritt, der zur phasengerechten Anpassung beiträgt und der Formung und Umformung durch die Umgebung zugänglich ist. Im günstigsten Fall erfährt das Kind stufenweise die Frustrierung seiner überzogenen Vorstellungen und Spiegelung seiner Gefühle.

Werden jedoch die Größenphantasien des Kindes durch die Umgebung nicht akzeptiert und wird das narzißtische Selbstbild nicht durch die Zuneigung der Mutter geschützt – das Kind braucht den Augenglanz der Mutter, um die für die Entwicklung notwendige Überströmung mit narzißtischer Libido zu erreichen (vgl. Kohut 1975a, S.149) – oder müssen gar die Größenphantasien verdrängt und/oder abgespalten werden, so wird der narzißtische Persönlichkeitsaspekt der Umformung entzogen. Er bleibt in der ursprünglichen Form weiterhin wirksam und kann zum prägenden Bestandteil einer Persönlichkeit werden. Kann der Narzißmus nicht durchgehalten werden, muß das Individuum regredieren.

Auf Vorgänge, die an die Ursachen für die Verdrängung bzw. Abspaltung der Größenphantasien in frühester Kindheit erinnern, reagiert das Kind und später

---

[2] Leber (1976) hat vorgeschlagen, Kohuts Konzept in einem entwicklungspsychologischen Zusammenhang zu sehen (vgl. S.126).

der Erwachsene allergisch. Alles, was der eigenen Größe in irgendeiner Weise entgegensteht, wird als Beleidigung, oder wie Kohut sagt, als „narzißtische Kränkung" erlebt. Leber (1976) führt aus (S. 127):

> Das Ausmaß der Kränkung und Wut hängt davon ab, wie kraß, abrupt, hart und andauernd der Sturz in die Ohnmacht erfolgt. Diese Ur-Kränkung – die Henseler (1974, S. 75 f.) Urverunsicherung nennt – und die daraus folgende Wut sind um so stärker, je geringer Bereitschaft und Fähigkeit der Mutter sind, sich empathisch auf das Kind einzustellen, und es damit weniger Aussicht hat, Objektbeziehungen, Selbstverständnis und Eigenkompetenz zu entwickeln und den absolutistischen Anspruch langsam mit einer realistischen Selbsteinschätzung zu vertauschen (vgl. Winnicott 1974, S. 189 f.).

Menschen, deren Narzißmus durch Verdrängung und/oder Abspaltung der Umformung entzogen ist, erleben sich selber als gespalten. Die Größenphantasien sind überzogen. Selbstwert, d. h. ein gutes Selbstgefühl, läßt sich erreichen durch hochgesteckte Ziele, in deren Licht sich zu sonnen, entlastet.

Können die Forderungen des Über-Ich nicht erfüllt werden, führt das ebenfalls zu narzißtischen Spannungen.

Der Ehrgeiz des Narzißten ist darauf gerichtet, den eigenen überzogenen Größenphantasien nachzukommen. Er trachtet danach, sich selber in einer brillierenden omnipotenten Weise darzustellen und sich im Glanze von „Größe" zu sonnen. Das gelingt um so besser, je mehr seine narzißtischen Ziele in Übereinstimmung mit den Möglichkeiten der Realität und den Ich-Zielen stehen.

Gelingt die Umsetzung der Größenphantasien nicht und bleiben die narzißtisch-exhibitionistischen Spannungen ungelöst, so entsteht Scham und Enttäuschung. Das eigene Erleben pendelt zwischen Selbstüberschätzung und Minderwertigkeitsgefühlen.

Besonders anfällig für narzißtisches Verhalten sind Situationen und Lebensphasen, die eine Umsetzung der Repräsentanzen mit sich bringen. Das sind Übergänge von einer zur anderen Entwicklungsphase, aber auch positive wie negative Veränderungen in den sozialen Gegebenheiten. Hierunter fällt auch die Einweisung in die Sonderschule. In solchen Zeiten ist die narzißtische Persönlichkeit besonders leicht kränkbar. Es dringen dann sehr schnell Größenansprüche der narzißtischen Struktur (Kohut sieht den Narzißmus als eine unabhängige Entwicklungslinie) in das „Real-Ich" und überfluten es. Der Durchbruch der Abwehr erzeugt Scham.

Die besondere Bedeutung der narzißtischen Kränkung liegt in dem Gefühl, lächerlich gemacht zu werden, eine öffentliche Niederlage erleiden zu müssen, oder in der Angst vor Kontrollverlust.

Mit narzißtischen Kränkungen kann umgegangen werden, indem das Individuum Scham und Rückzug (Flucht – auch Flucht in die Phantasie ist hier gemeint) zeigt oder narzißtisch wütend wird und kämpft. In jedem Fall neigen Menschen, die für narzißtische Kränkungen besonders empfänglich sind, dazu, das anderen anzutun, was sie für sich selber befürchten. Und was sie befürchten, kann maßlos und grenzenlos schlimm sein. So ist auch die Rache des narzißtisch gestörten Menschen oft blind. Die Weltsicht ist eingeengt, und das Ich kann von der Wut versklavt sein. Es hat dann nur noch als „Rationalisierer" der narzißtisch motivierten Handlungen Funktion.

Narzißtische Wut erkennt man daran, daß sie kein vernünftiges, rationales Ziel verfolgt. Sie ist einzig darauf abgestellt, demjenigen zu schaden, der sich tatsächlich oder vermeintlich kränkend verhalten hat oder verhalten könnte.

Werden narzißtische Strukturen unterdrückt und sind sie nicht umgeformt, so werden sie intensiviert. Kohut (1975 b, S. 209) schreibt: „Sie durchbrechen dann plötzlich die brüchigen Kontrollen und führen zu ungehemmter Verfolgung grandioser Ziele und zu widerstandsloser Verschmelzung mit omnipotenten Selbst-Objekten ..."

Der Weg zu einer adäquaten Umwandlung des Narzißmus führt über die Anerkennung des eigenen Wunsches zu dominieren, zu brillieren und zu „verschmelzen" mit omnipotenten Objekten. Nur über diesen Weg ist es möglich, den Narzißmus umzuformen und in den Dienst sozial nützlicher Ziele zu stellen (vgl. Kohut 1975 b, S. 210).

5.2 Sendaks Geschichte von den „wilden Kerlen"

Die Wiederannäherungskrise ist m. E. in Sendaks Geschichte idealtypisch dargestellt. Sie bedeutet eine Kränkung. Max' Selbstwert scheint zerstört, und er muß Energie mobilisieren, um sein seelisches Gleichgewicht aufrechterhalten zu können und nicht außer Kontrolle zu geraten. Max ist gehindert worden, seinen Willen durchzusetzen, und das macht ihn wütend. Würde er das ohne weiteres hinnehmen, müßte er sich minderwertig vorkommen.

„An dem Abend, als Max seinen Wolfspelz trug", beginnt die Geschichte[3] und zeigt einen verbissenem Jungen, der von einer hautengen Verkleidung – dem Wolfspelz – „zusammengehalten" wird. Als zusätzliches Attribut hat er einen übergroßen Schwanz.

Max ist dabei, sich eine Hütte aus einer Decke zu bauen, die er über eine aus Taschentüchern geknotete Schnur geworfen hat. Um die Schnur zu spannen, muß er einen Nagel durch ein Taschentuch in die Wand schlagen. Dies versucht er gerade. Dabei steht er auf Büchern und schwingt einen übergroßen Hammer. Max macht es sich nicht leicht. Er fühlt sich einsam und verlassen, wie der Teddy, der an einem Kleiderbügel – scheinbar funktionslos – an der Taschentuchschnur hängt. In seinem Tun wählt Max den denkbar schwierigsten Weg. Er versucht die Schnur mit Decke, auf übergroßen Büchern stehend, mit einem riesenhaften Hammer an die Wand zu nageln. Was muß Max für Energien mobilisiert haben? Was muß für den verdrossenen Jungen in dem „Wolfspelz" auf

---

[3] Die folgenden 18 Abbildungen wurden entnommen aus: Sendak M (1967) Wo die wilden Kerle wohnen. Zürich, Diogenes.

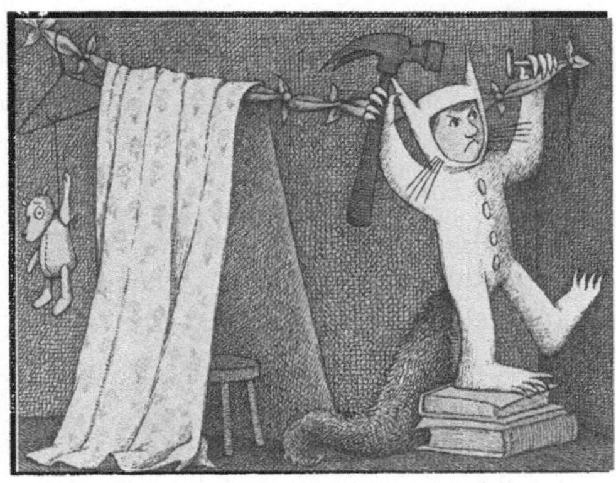

dem Spiel stehen, um diese Leistung vollbringen zu können? Max' Gesicht ist verkniffen. Würde er nicht gerade eine warme Höhle bauen, man könnte annehmen, es ginge bei ihm um Leben und Tod.

Max befindet sich in der „Wiederannäherungskrise". Er hat starke symbiotische Sehnsüchte, die sich durch die Geborgenheit verleihende Höhle, das anheimelnde Blümchenmuster der Decke, seinen warmen, weichen Pelz, der seinen Körper umschließt, und den einsamen Teddy ausdrücken.

Andererseits erinnert die Taschentuchschnur an Stacheldraht und der Wolfspelz an Wildheit (vgl. Gmelin 1980, S. 82). Nach Bettelheim (1980) steht „der wilde, reißende Wolf . . . für alle asozialen, unbewußten, verzehrenden Mächte, vor denen sich zu schützen man lernen muß und die man mit der Stärke des eigenen Ich besiegen kann" (S. 52).

Max ist darauf bedacht, seine Selbständigkeit zu demonstrieren. Seine selber gestellte Aufgabe überfordert ihn. Aber er ist zu stolz, sich helfen zu lassen. Damit bringt sich Max in eine Situation, in der er nur noch verdrossen durchhalten kann. Das Durchhalten scheint wichtiger zu sein als die Aufgabe. Und wer ihn stören sollte, bekommt seine Wut zu spüren. Das sehen wir auf der nächsten Seite: Seinem Hund, den Max sicherlich lieb hat, springt er wie ein

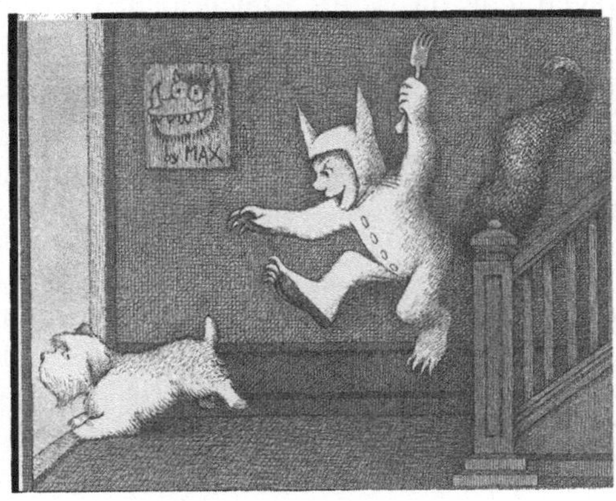

Vampir nach. Sein Handeln ist nur noch triebgesteuert. Er bläst sich auf, wird größer und reagiert nur noch, ohne sich selber und andere wirklich wahrzunehmen. Im Text steht: *„und nur Unfug im Kopf hatte"*. Das scheint für den Beobachter vielleicht so. In Wirklichkeit ist es seine kaum noch steuerbare Wut und Kränkbarkeit, die ihn für die Umwelt unkontrollierbar macht, wild und feindselig erscheinen läßt. Max übernimmt dieses Bild in seiner Zeichnung („by Max"), indem er sich als einen „wilden Kerl" zeichnet. Die Übernahme der Fremddefinition in sein Selbstbild ist ein Stück Anpassung, die mit großen inneren Spannungen erkauft wird. Max fühlt sich in seiner Haut nicht wohl. Die Aktivität soll ihn selbst darüber hinwegtäuschen, daß er sich im Grunde unverstanden und alleine fühlt. Dies ist ein Gefühl, das sich nur schwer ertragen läßt.

Und wegen seiner Wildheit *„schalt seine Mutter ihn: ‚Wilder Kerl!' ‚Ich freß dich auf' sagte Max und da mußte er ohne Essen ins Bett"*.

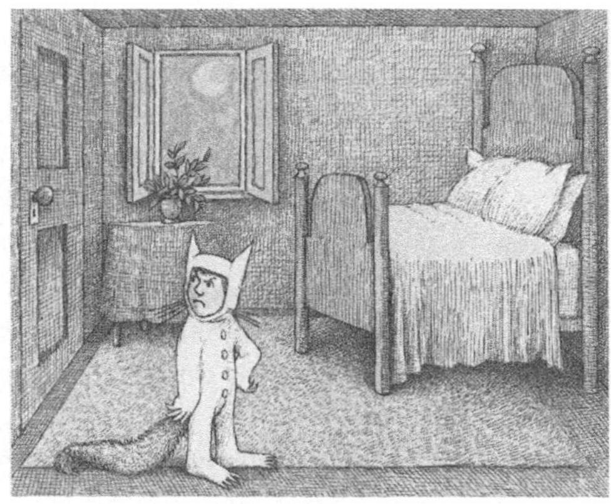

Die Mutter versteht ihn nicht, und er kann nur noch mit Wut antworten. Würde er wirklich seine Mutter auffressen, wäre er ohne Schutz und Versorgung, würde er sich noch einsamer und verlassener fühlen als bisher. Sein Ausspruch müßte heißen: „Ich fühle mich unverstanden und armselig alleine. Ich kann es nicht ertragen, daß du, Mutter, mich nicht verstehst und böse zu mir bist."

Mahler (1975b) beschreibt die psychologische Situation wie folgt:

Im Bemühen, dieses „schlechte" Introjekt [die Mutter] auszustoßen, kommen Abkömmlinge des Aggressionstriebes ins Spiel, und es scheint sich eine verstärkte Neigung zu entwickeln, die Selbstrepräsentanz mit dem „schlechten" Introjekt zu identifizieren oder sie damit zu verwechseln. Wenn diese Situation während der Subphase der Wiederannäherung vorherrscht, kann soviel Aggression entfesselt werden, daß sie das „gute" Objekt überflutet oder fortschwemmt und mit ihm die „gute" Selbstrepräsentanz. Dies ließ sich beispielsweise an frühen Temperamentsausbrüchen von Kindern beobachten, bei denen die allzu plötzliche und schmerzliche Erkenntnis ihrer Hilflosigkeit dazu führt, daß ihr frühes Bewußtsein eigener und geborgter Allmacht (im Sinne Edith Jacobsons, 1964) allzu abrupt entwertet wird (S. 1085f.).

Die Verzweiflung von Max ist so stark, daß er sich lieber vernichten würde, als die Situation weiter zu ertragen.

Er wird ohne Essen ins Bett geschickt. Max ist getrennt von der Mutter und der Nahrung, die auch eine seelische ist. Der Mutter sieht er nach, indem er auf die Tür blickt. Mahler (1975a, S.617) hat solches Verhalten als typisch bei Kindern in der Übungsphase beschrieben, wenn sie von der Mutter verlassen werden. Alles ist riesenhaft, das Bett, der Raum, der Tisch; nur Max ist klein wie ein Zwerg. Das „Phantasiefenster“ steht offen. Max' narzißtische Wut geht nach innen, seine Gedanken können Trauminhalte aufnehmen und sie durchleben.

„Genau in der Nacht wuchs ein Wald in seinem Zimmer“. Das Zimmer ist halbreal. Neben den wachsenden Bäumen stehen noch Möbel. Max hat sich von der Tür abgewendet und blickt auch nicht mehr so finster.

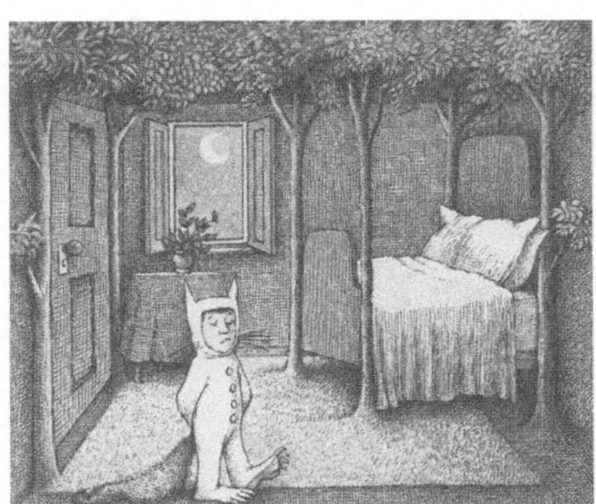 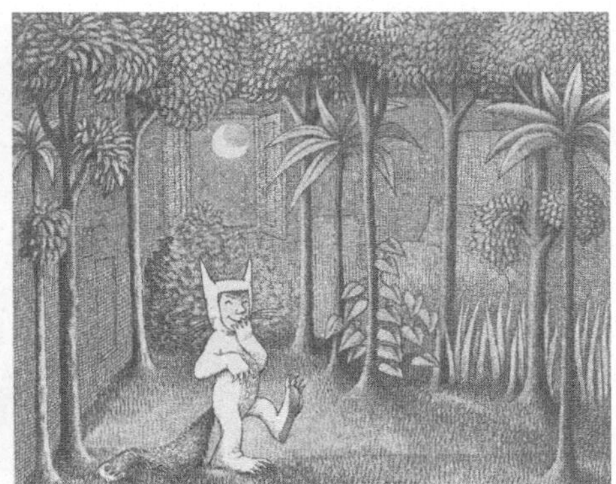

In ihm beginnt etwas zu wirken, und er wendet sich nach innen. Damit regrediert er ein Stück weiter und wehrt Hunger- und Verlassenheitsgefühle ab. Nach Bettelheim (1980, S.109) symbolisiert Wald im Märchen die „fast undurchdringliche Welt des Unbewußten“, in die die unfertige Persönlichkeit gerät.

Im nächsten Bild (s. oben, rechts) wächst der Wald weiter, und die Realität, das Zimmer, ist nur noch schemenhaft zu erkennen. Das „Phantasiefenster“ paßt sich in die Landschaft ein.

Damit einher schreitet die regressive Entdifferenzierung bei Max. Er ist mit dem Wald eins, seine Ich-Grenzen zerfließen. Ein Rest der erlebten Not ist vielleicht noch in dem spitzen Unterholz zu erkennen. Dieses tritt erst im nächsten Bild in den Hintergrund. Nur noch der Text erinnert an die Realität. Max tanzt in seinem Urwald (s. S. 46 oben). Er ist eingetaucht im Unbewußten und wagt sich weiter vor.

„Und plötzlich war da ein Meer mit einem Schiff nur für Max ...“. Mit dem neuen Bild (s. S. 46 Mitte) bekommt die Geschichte eine Wende. Max steht stolz in dem Schiff, welches seinen Namen trägt.

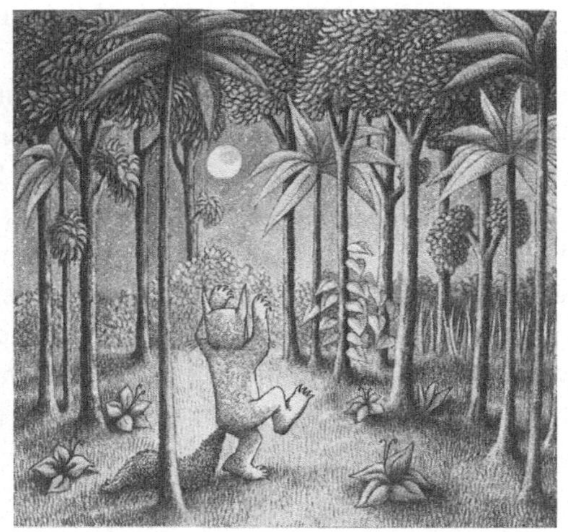

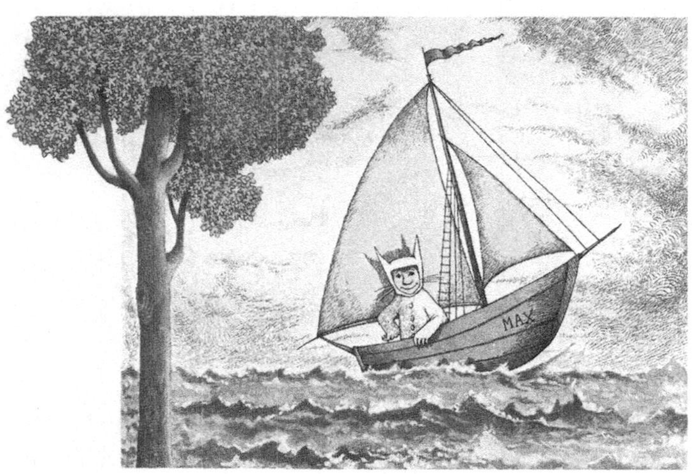
MAX

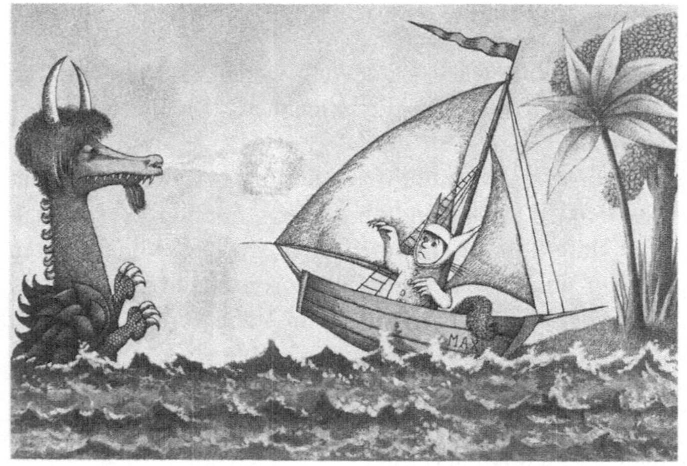
MAX

Ich bin versucht von einem „erweiterten Selbst" (Kohut) zu sprechen. Jacobson referierend, schreiben Blanck et al. (1978) hierzu:

> In den ersten Monaten verleihen diese noch undifferenzierten Selbst- und Objektrepräsentanzen, beinahe schon durch ihre Definition, dem Kinde eine verschmolzene Identität, wobei das Selbst – soweit überhaupt – als Teil der weiteren Welt erfühlt wird (S. 76).

Die See ist ruhig. Max erlebt keine überstarken Reize; ein Zustand nach dem er sich sehnen muß.

Und Max segelt „. . . *wochenlang und fast ein ganzes Jahr bis zu dem Ort wo die wilden Kerle wohnen*".

Im Bild taucht ein weiteres Objekt auf, welches gegen den Wind bläst, aber das Schiff nicht erreicht (s. S. 46 unten). Zudem ist die rettende Küste so gut wie erreicht, und Max kann sich am Mast festhalten. Das Ungeheuer vor dem er sich fürchtet, ist offensichtlich eine Repräsentanz seiner Mutter. Nun ist nicht mehr er der „wilde Kerl", sondern sie. Trotz ihrer „Wildheit" muten ihre Krallen, ihr Panzer, ihre Hörner und Zähne lieb und harmlos an. Max kann in diesem Bild erstmalig seine Angst vor der Mutter direkt ausdrücken. Dabei ist die Mutter im Bild Projektionsfigur seiner „Wildheit", die hier eigentlich gegen niemanden gerichtet ist. Es ist ja auch nicht zu verkennen, daß die „Mutter" versucht, Max an das rettende Land zu blasen. Mit dem Auftauchen des „Ungeheuers" tritt erstmals seit langer Zeit eine 2. Person in das Bewußtsein von Max. Er hat sich aus dem Zustand, in dem er mit seiner Umgebung eins zu sein schien, herausgearbeitet. Die Regression ist zur Umkehr gebracht; es findet eine Differenzierung von Selbst und Objekt statt.

„Und als er dort ankam, wo die wilden Kerle wohnen brüllten sie ihr fürchterliches Brüllen und fletschten ihre fürchterlichen Zähne und rollten ihre fürchterlichen Augen und zeigten ihre fürchterlichen Krallen".

Max ist konfrontiert mit tierähnlichen Gestalten, die seine Familie darstellen könnten. Alle tun sehr gefährlich und sehen doch mit ihren degenerierten Angriffswaffen (Zähne, Hörner) eher niedlich als bedrohlich aus. Und dennoch hat Max – so aufrecht er in seinem Schiff auch steht – Angst. Wenn man nicht gerade seine Augen sieht, könnte man an einen Feldherrn denken, der die Parade seiner Soldaten abnimmt. Er hat eine omnipotente Attitüde.

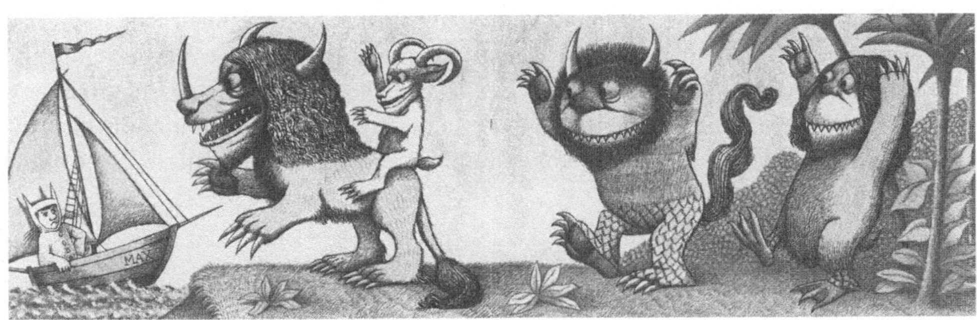

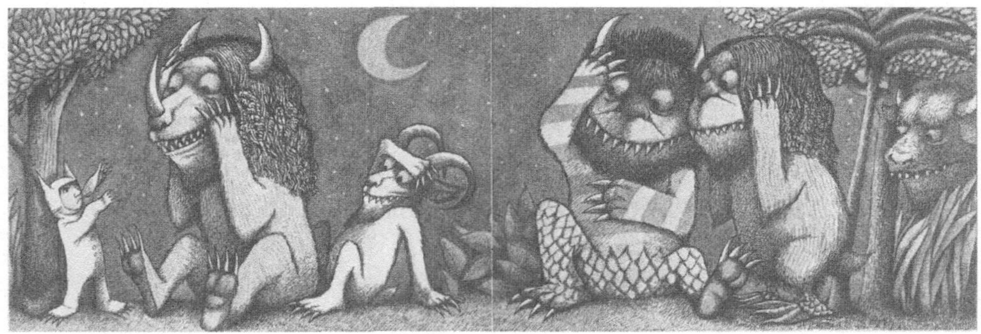

Das Treiben geht so lange, bis Max ihm Einhalt gebietet. Dabei übernimmt er eine Rolle, die in der Realität seiner Mutter zukommt. Es wäre einfühlbar, wenn sie sich in Überforderungssituationen so verhält. Sie gebietet einfach Einhalt und zeigt, daß sie die stärkere ist. Max ist es schleierhaft, wieso sie dann Macht über ihn bekommt. Und so wendet Max – in der Rolle der Mutter – einen „Zaubertrick" an, und alle, selbst die wildesten unter den Kerlen, bekommen Angst, wie Max in der Realität. Max schaut, als würde er hypnotisieren.

Jetzt, wo Max Macht über die „wilden Kerle" bekommen hat, machen sie *„ihn zum König der ganzen wilden Kerle"*.

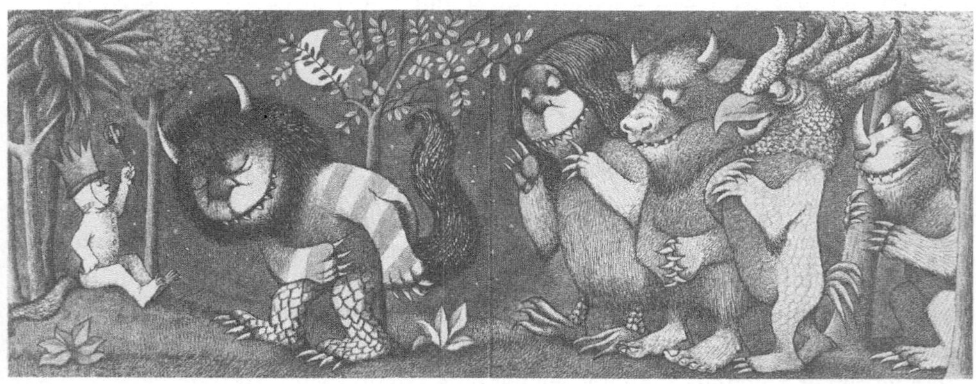

Er hat eine übergroße Krone auf, ein Hinweis, daß er der Rolle nicht so ganz gewachsen ist. In seinem Gesicht weicht die Angst, denn alle erkennen ihn an und huldigen ihm. Nun, wo er im Besitz der Macht ist, will er alles besser machen, als seine Mutter erlaubt. Ja er befiehlt, Krach zu machen und die ganze Wildheit auszuleben. In seiner Vorstellung ist er eine „gute Mutter", der alle gehorchen.

Im nächsten Bild tanzt er als „Primus inter pares", verliebt in seine Welt, und versöhnt sich mit allen anderen. Dabei kann er Spaß haben und schreien wie ein Kleinkind.

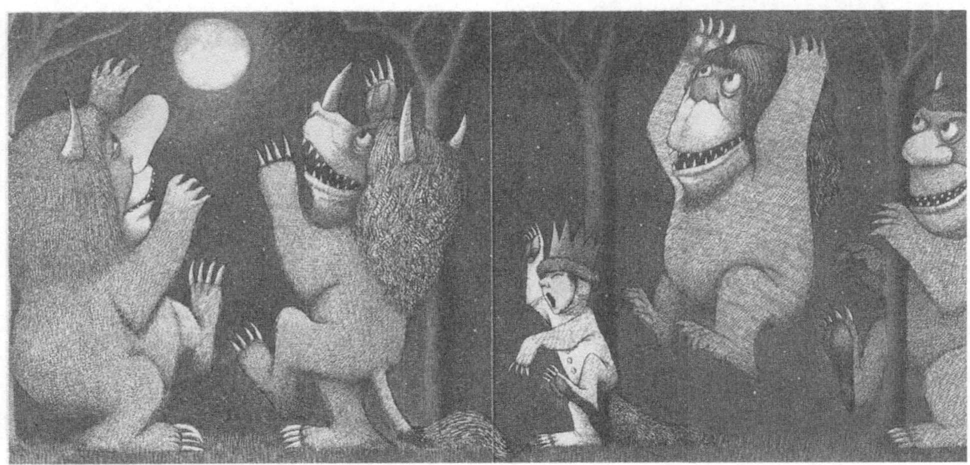

Bald hängen alle an den Bäumen. Max fühlt sich dazugehörig und sicher. So kann er als Kleinster genauso hoch hängen, wie die anderen.

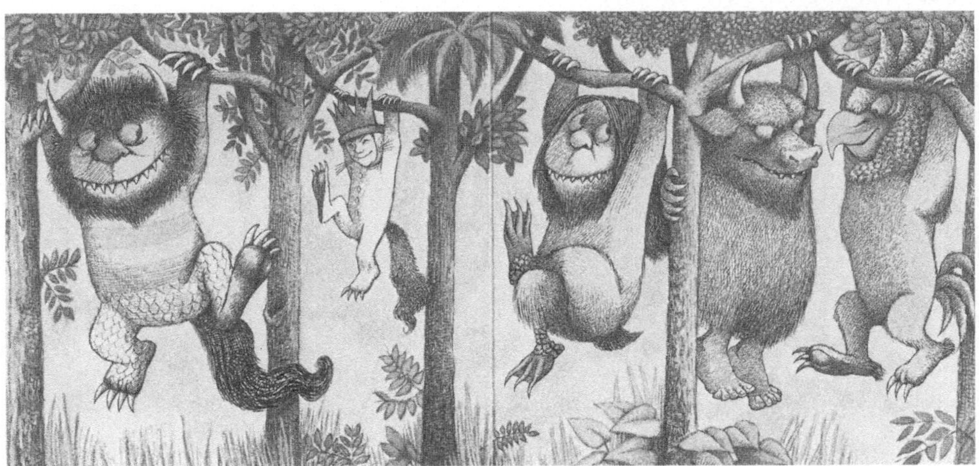

Max wird getragen und fühlt sich schön, groß und mächtig; verwöhnt wie ein kleines Kind.

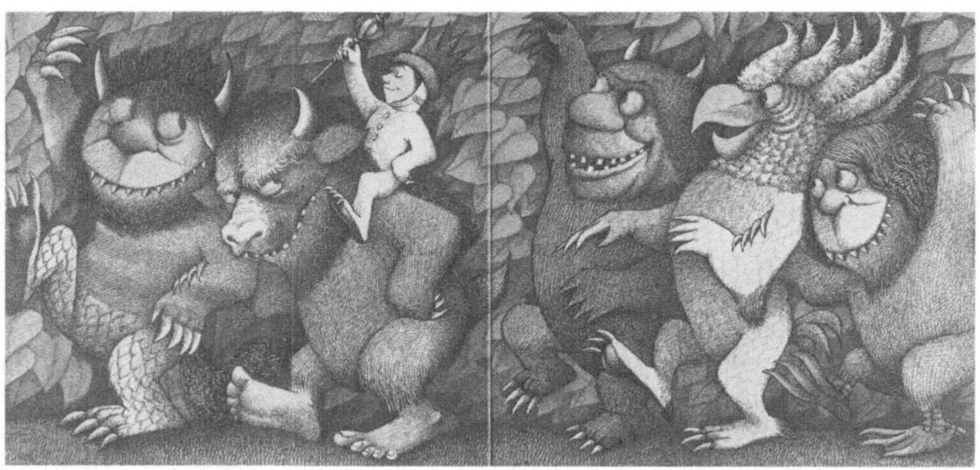

Als Max auf dem Höhepunkt seiner Macht ist, tut er das, was die Mutter mit ihm gemacht hat. Er schickt die „wilden Kerle" ohne Essen ins Bett. Dabei zeigt er genauso wenig Verständnis wie seine Mutter. Er macht das mit anderen, was man mit ihm gemacht hat.

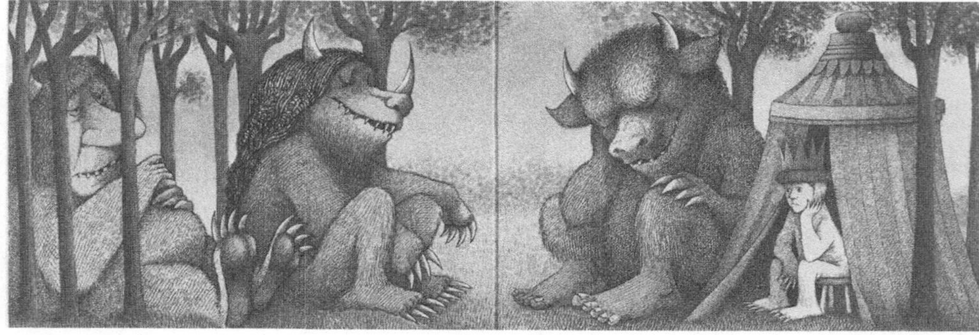

Danach wird er einsam und will „. . . *dort sein, wo ihn jemand am allerliebsten hatte.*" Max sieht, daß er seine Rolle nicht durchhalten kann. Er ist noch nicht stark genug dafür. Von ganz weit her riecht er Essen. „*Da wollte er nicht mehr König sein, wo die wilden Kerle wohnen.*" Max ist doch noch nicht so selbständig, daß er ganz alleine so tun kann, als wäre er so mächtig wie die Mutter. Max tut das, was jedes Kind im Wiederannäherungsalter macht. Es drängt ihn zur Mutter, weil er sich zu weit und zu lange entfernt hat.

Und als er wirklich wieder sein Schiff besteigt, reagieren die „wilden Kerle"
so, wie er, Max, auf die Mutter reagiert hat. Sie wollen ihn auffressen, weil sie
ihn so lieb haben. Die Wut der „wilden Kerle" ist für Max schon fast eine Hul-
digung. Max ist nun nicht mehr mit dem Schiff identisch; es trägt nicht mehr
seinen Namen. Max ist größer und selbständiger geworden. Er kann sich trennen, um sich der Mutter wiederanzunähern.

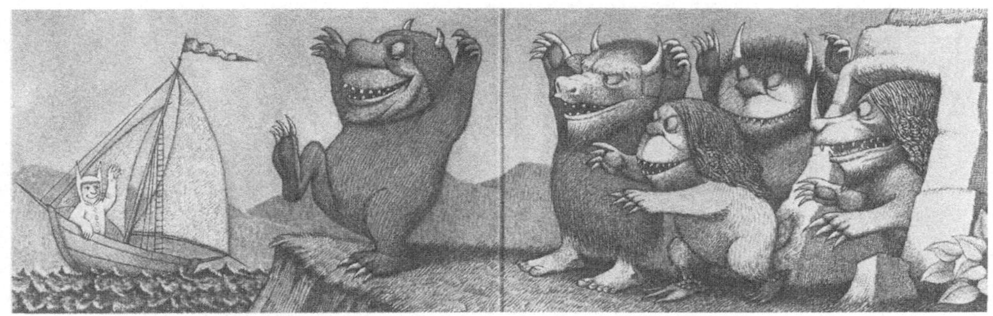

*„Und er segelte zurück fast ein ganzes Jahr und viele Wochen lang und noch
einen Tag."*

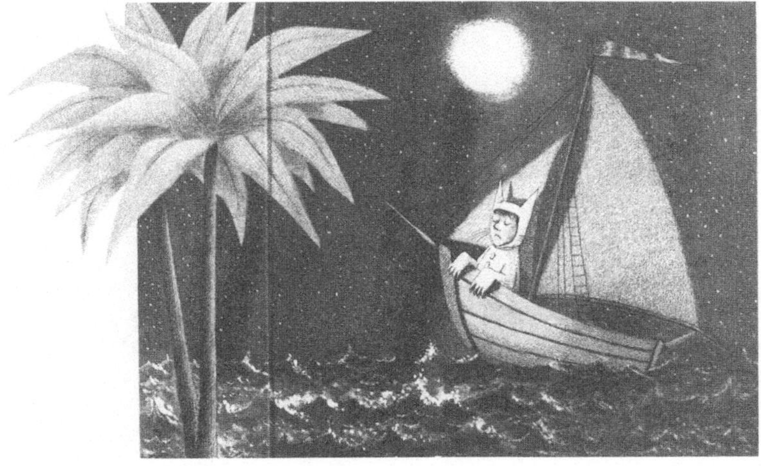

Max kehrt zurück *„bis in sein Zimmer, wo es Nacht war und das Essen auf
ihn wartete"*. Ihm ist verziehen. Er ist größer, reicher und selbständiger geworden und kann nun seinen „Wolfspelz" ausziehen. Als Max zurückkehrte, war
das Essen für ihn noch warm.

Die Reise ging in das Land, „wo die wilden Kerle wohnen". Dort lebten
Wesen, die in ihrer infantilen Wildheit stecken geblieben waren. Sie waren

„süchtig", Max zu ihrem Führer zu machen. Darin drückt sich auch eine Anspruchshaltung ihm gegenüber aus. Im Umgang mit ihnen konnte Max über die Identifikation mit der Rolle der Mutter sich befreien. Er frustrierte die maßlosen Forderungen der „wilden Kerle", hielt sie damit nicht in Abhängigkeit und konnte sich selber emanzipieren, indem er zur Mutter zurückkehrte.

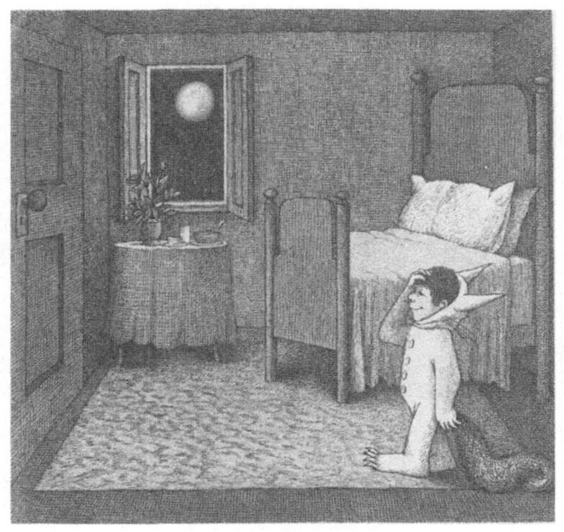

6 Die märchenhaften Züge der Geschichte

Sendak erzählt eine Geschichte, die viele Elemente mit dem Märchen gemein hat. Sie beginnt mit einer realen, problematischen Situation im Leben eines Kindes und ist dabei losgelöst von Raum, Zeit und Logik.

Die Geschichte setzt beim Erleben eines inneren Konflikts ein und skizziert die Schritte der Bewältigung in einer Weise, die dem Welterleben des Kindes gemäß ist (vgl. Bettelheim 1980, S.56; Neumann-Schönwetter 1981). Dabei beschränkt sie sich auf den Vorgang der Veränderung, spricht nur Wesentliches aus, ist kurz, einfach und klar. Die Akteure sind typische Gestalten der kindlichen Welt und laden zur Identifikation ein. Von einem schlichten Anfang führt die Erzählung zu phantastischen Ereignissen. Es entsteht eine neue Wirklichkeit. Hier sind Übertreibungen, magische Vorstellungen, Projektionen und Introjektionen erlaubt. So entsteht ein Spiegel kindlicher Erfahrungen. Die übertriebene Darstellung verleiht den Wünschen und Ängsten eine wahrhafte Gestalt.

Die symbolische Ausdrucksform ist Verkleidung, entspricht der Vielschichtigkeit primärprozeßhaften Erlebens und vermittelt Sinn auf verschiedenen Ebenen (Verdichtung).

Die künstlerische Gestaltung schafft Verzauberung. Die in zarten Pastellfarben gezeichneten Bilder sind wenig emotional, zurückhaltend. Die Schraffur der Zeichnung liegt wie ein Schleier über den Bildern und vermittelt traumhaften Charakter. Ähnlich knapp wie die Worte geben auch die Illustrationen nur Wesentliches wieder und sind nur Hilfe zur Ausformung der kindlichen Phantasie. Nichts drängt sich auf.

Wie ein Märchen endet die Geschichte gut und führt zurück in die Realität, in einen versöhnlichen Alltag. Mit einer typischen Situation aus dem Alltag hatte sie auch begonnen.

Max fühlt sich nicht verstanden, ist „bestig" und kann sich selber nicht leiden. Er hat einen „Wolfspelz" an. Um da herauszukommen, agiert er blind und kopflos. Jedes Kind kennt das Erleben, daß seine Ich-Kräfte nicht ausreichen, um die Triebwünsche zu steuern. Diese Vorstellung ist bedrohlich. Max verkörpert die oft verleugnete Schattenseite, das „wilde Tier" in uns.

Der Hörer erlebt Entlastung, weil er solche Regungen auch bei sich kennt. Er ist nun nicht mehr alleine. In der Identifikation mit Max kann er sich zu seinen Gefühlen bekennen und sich auf den Umgang mit ihnen einlassen. Weitere Anregungen erhält er im Verlauf der Geschichte.

Das „wilde Tier" nimmt in Max so überhand, daß er seine Mutter auffressen könnte. Ein schrecklicher Gedanke. So muß er auch ohne Essen ins Bett. Von ihr enttäuscht, fühlt er sich abgewertet, hilflos und alleine gelassen. Seine Wut überwältigt ihn. Auf einer anderen Ebene beginnt er nun, sich in kindgemäßer Form mit dem Konflikt auseinanderzusetzen.[1] Er geht in sich und bekommt in der Welt des Traums Kontakt zu seinen unbewußten Strebungen. Mutig wagt er sich an einen ihm unbekannten, unheimlichen Ort. Max regrediert auf eine Stufe, auf der Projektionen und Introjektionen fließen. Wut und Rachegedanken können ausgelebt werden.

Riesenhaft, wie ein Kind seine Eltern erlebt, erscheinen die animalischen Wesen. Die tierischen Anteile stehen für das Schreckliche, das seine Mutter ihm angetan hat. Indem er König wird, ein Symbol väterlicher Stärke, überwindet er seine Minderwertigkeitsgefühle. Er macht mit den „wilden Kerlen" das, was man mit ihm getan hat. So mächtig, wie er als König ist, empfindet er seine Mutter.

Indem die „wilden Kerle" nur schrecklich sind, spaltet Max die Wirklichkeit auf, denn jeder Mensch ist „gut" und „böse" zugleich. Die Verkleidung und die Aufspaltung erlauben in diesen Figuren, auch böse auf die Mutter zu sein, ohne sich dabei schuldig fühlen zu müssen. Das Bild der guten Mutter und ihre Stärke bleiben erhalten. Diese Form der Auseinandersetzung ist für das Kind die einzig mögliche Art, um mit übermächtigen Gefühlen umgehen zu können.

Hört ein Kind die Geschichte und sieht die Illustrationen nur kurz, so haften die Erinnerungen an den besonders ansprechenden Elementen. Das Behaltene wird angereichert mit persönlichen Erfahrungsinhalten. So findet sich das Kind in der Geschichte wieder. Es sind aber nicht seine Gedanken, sondern die eines anderen. Das spricht frei von Schuld, und es können ungehindert eigene Wünsche hinzugedacht werden. So nimmt der Zuhörer an der Größe des Helden teil und kompensiert eigene Schwächen. Gleichzeitig wird eine Projektion für abgewehrte Persönlichkeitsaspekte angeboten. So lassen sich durch die Verpackung der Geschichte eigene Gefühle distanziert erleben. Der Hörer muß sich nun nicht mehr mit sich selber auseinandersetzen, sondern kann das – verschoben – mit Gestalten der Geschichte. Auf diese Weise lernt er sich selber begreifen.

Jede Gestalt bietet Identifikationsmöglichkeiten. Der Zuhörer kann Max, Mutter, „wilder Kerl" sein, in allen ihren Aspekten. Ist er mit einer Rolle vertraut, wechselt er die Identifikation. Nun kann er vielleicht auch die Mutter besser begreifen.

Nachdem Max seine Wildheit und Wut ausgelebt hat, kann er die andere Seite seiner Persönlichkeit wieder wahrnehmen. Er hat sich sehr weit herausgewagt und vermißt nunmehr die liebende und versorgende Mutter. Er hat erfahren, daß man mit Größenvorstellungen sehr einsam sein kann. Indem er den

---

[1] Max widersetzt sich und geht nicht ins Bett. Darauf wies mich der 3 Jahre alte Babu sehr bestimmt hin.

Weg zurück findet, überwindet er die Kränkung und seine „Bestigkeit". Am Ende der Geschichte kann er den Wolfspelz ablegen.

Max ist selbständiger geworden und paßt sich nun besser den Erfordernissen der Realität an. Dadurch wird sein Ich gefestigt.

Der gute Ausgang der Geschichte bietet Trost und Ermutigung zugleich. Der Hörer bekommt diverse Identifikationsangebote, die er sich gemäß seinem Entwicklungsstand und seiner augenblicklichen Problematik aussuchen kann. Durch mehrfaches Wiederholen werden für den Leser neue Aspekte interessant. Es findet ein Wandlungsprozeß statt, und die Persönlichkeit wird reifer und bereiter, den Lösungsgang schließlich bis zu Ende durchzugehen. Dabei ist der Hörer frei, Teile der Geschichte oder alles zu verwerfen.

Die in der Besprechung von Sendaks Buch aufgezeigten Elemente sind auch Bestandteile von Märchen, wie sie Bettelheim (1980) in seinem Buch *Kinder brauchen Märchen* herausgearbeitet hat.

7 Das Unterrichtsprojekt

Soll ein Geschehen im Unterricht angemessen wiedergegeben werden, ist das nur möglich unter der Berücksichtigung all der Faktoren, die auf Schüler und Lehrer nicht unerheblich Einfluß nehmen. So ist das Verhalten der Schüler z. B. abhängig von ihren Lernerfahrungen, dem psychosozialen und ökonomischen Hintergrund des Elternhauses, der physiologischen und psychischen Leistungsfähigkeit der einzelnen Schüler, den fördernden und hemmenden Sozialisationsbedingungen. Nicht zuletzt das Zusammenspiel all dieser Elemente im Gruppenprozeß einer Klasse eröffnet und beschränkt Entfaltungs- und Äußerungsmöglichkeiten des einzelnen Schülers. Ähnliches dürfte auch für das Interaktionsverhalten des Lehrers gelten.

Der Schutz der Persönlichkeitssphäre meiner Schüler und ihrer Eltern verbietet es aber, in der eigentlich notwendigen Ausführlichkeit die Randbedingungen des Unterrichtsgeschehens und die Interaktionen während der Kunststunden darzulegen. In den Schilderungen möchte ich mich auf offenkundige Tatsachen beschränken, die ihrer Bedeutung nach keiner Geheimhaltung bedürfen. Das Vertrauensverhältnis zu meinen Schülern erlaubt mir nur solche Mitteilungen, die ich in ihrer Anwesenheit auch machen könnte.

Nach diesen notwendigen Einschränkungen bleibt eine relativ allgemein gehaltene Wiedergabe des Projektablaufs und eine selektive Auswertung der Unterrichtsergebnisse. An den Stellen, an denen mir eine Wiedergabe der psychologischen und gruppendynamischen Vorgänge nicht möglich erscheint, werde ich versuchen, mit allgemeiner gehaltenen theoretischen Bemerkungen dem Leser doch noch einen Eindruck vom Geschehen zu vermitteln.

Um die Identifizierung einzelner Personen zu verhindern, sind Namen und für das Verständnis unwesentlich erscheinende Angaben verändert worden.

7.1 Unterrichtsablauf

Für das Vorhaben des Märchenspiels *Wo die wilden Kerle wohnen* standen nur wenige Wochen zur Verfügung. Das Stück wurde den Schülern mit dem Ziel der Aufführung an einem Elternnachmittag angeboten.

Das Spiel sollte hauptsächlich von den Schülern gestaltet werden; ich selber gab nur eine Rahmenvorstellung vor. Um den Kindern eine tiefere Auseinandersetzung mit dem Wiederannäherungszyklus zu ermöglichen und die Ausgestaltung der Spielhandlung durch die Schüler anzubahnen, bedurfte es der eingehenden Beschäftigung mit der Thematik.

Diese fand über Hören der Geschichte, Zeichnen, Maskenbau und wiederholtes Spiel statt. Insgesamt benötigten wir 6 Doppelstunden (6 Wochen) regulären Unterrichts und einen Vormittag zur Generalprobe.

Ablauf

- 1. Doppelstunde: Zeichnen der „wilden Kerle";
- 2. und 3. Doppelstunde: Bau der Masken für das Spiel;
- 4. Doppelstunde: Fertigung der Requisiten und des Bühnenbilds;
- 5. und 6. Doppelstunde: Spielproben.

7.1.1 Vorstellung der Geschichte und Zeichnen

Noch bevor ich den Kindern die Geschichte vorlas, sagte ich ihnen, sie würde sich für eine Vorführung am Elternnachmittag eignen. Ich las den Text vor und zeigte kurz die Bilder. Dabei war zu bemerken, wie sehr die Kinder mitgingen und sich von Max und den „wilden Kerlen" angesprochen fühlten. Letztere ließen die Augen meiner Kinder aufleuchten; sie fanden die „wilden Kerle" witzig.

Wir besprachen, mit welchen Mitteln der Zeichner gearbeitet hatte. Die Kinder fanden heraus, daß er Teile verschiedener Tiere kombiniert, graphische Techniken und Pastellfarben benutzt hatte.

„Malt einen wilden Kerl", lautete das Thema.

Hierfür standen Bleistifte, Tusche, farbige Kreide und Zeichenblätter bzw. alte Tapete zur Verfügung. Mit der Materialvorgabe bot ich sowohl regressives Schmieren als auch Konzentration fordernde Arbeit mit der Zeichenfeder an. Entsprechende Techniken waren eingeführt.

Während der Arbeit war die Klasse ruhig. Bei einigen Kindern konnte man das Angesprochensein deutlich am Gesichtsausdruck ablesen.

Nach dem Zeichnen überlegten wir gemeinsam, wie das Stück für das Vorspielen umgesetzt werden könne. Ich ließ die Kinder überlegen und faßte die Einfälle zusammen. Die Idee, das Tanzprogramm durch die Theateraufführung zu ergänzen, hatte gezündet. Wir verabredeten, daß in der nächsten Stunde die Masken gebaut werden sollten. Aufgabe der Schüler war es, hierfür Kartons und alte Materialien mitzubringen.

7.1.2 *Maskenbau*

In der folgenden Woche stand eine ganze Kiste mit Abfallmaterial zur Verfügung: Wellpappe, alte Film- und Papprollen, Stoff-, Karton-, Buntpapier- und Folienreste, Bierdeckel, Joghurtbecher, Käseschachteln, alte Vorhänge, Holzwolle, bunte Schnüre.[1] Als Werkzeug und Hilfsmittel dienten Universalmesser, Scheren, Bleistifte, eine Heftmaschine, Pinsel und Holzleim. Einziger Luxus waren Abtön- und Sprühfarben – beides Firmenspenden.

Zu Beginn des Unterrichts waren zunächst nur wenig Kartons vorhanden. Der Transport in öffentlichen Verkehrsmitteln war für viele schwierig gewesen. Doris brachte deshalb als Ersatz einen Müllsack mit. Die nun anstehenden Probleme lösten wir auf dreierlei Weise: Einige Schüler fragten in einem nahen Lebensmittelgeschäft. Unter Anleitung von Peter schichteten wieder andere meine Vorräte im Keller um. Ein Teil der Kinder erfand eine Konstruktion aus der reichlich vorhandenen Wellpappe.

Nach ganz allgemeinen technischen Hinweisen und Anregungen, das Material phantasievoll einzusetzen, hatten die Kinder freie Bahn. Einzelarbeit bzw. Arbeit mit Partnern oder in kleinen Gruppen wurde nicht vorgegeben, letztere ist aber grundsätzlich bei mir immer möglich.[2] Gemeinsames Tun bot sich an und wurde von den meisten genutzt. Die einmal eingenommenen Plätze wurden jedoch während des Maskenbaus beibehalten.

Selbst die allein arbeitenden Schüler brauchten hin und wieder einen Partner (z. B. beim Finden der Augenhöhe) und profitierten vom regen Informationsaustausch. Dieser wurde noch durch den Umstand gefördert, daß man sich bezüglich des Materials arrangieren mußte. Es war schließlich nicht in unbegrenzter Menge vorhanden. Das bedeutete Verzichtleistung, Einigung und gegenseitige Beratung. Erstaunlicherweise gab es so gut wie keinen Streit um die Verteilung der Sachen. Die Schüler hatten sich schon sehr stark mit dem Ziel der Aufführung identifiziert. Auseinandersetzungen hätten Verzögerung des Arbeitsprozesses bedeutet. Unsere Zeit war jedoch knapp bemessen.

Der Bau der Masken erforderte 2 Doppelstunden. Es herrschte eine intensive, dichte Stimmung – „Erfinderatmosphäre".

Schon während des Bauens probierten einzelne Kinder die Masken aus, wagten Bewegungen und setzten sich innerlich mit der Rolle eines „wilden Kerls" auseinander. Vorher hatten sie noch nie mit Masken gespielt. Dies war neu und aufregend. Bereits erlerntes Bewegungsrepertoire wurde noch gewagter eingesetzt. Heinz erschreckte z. B. spaßeshalber Walter, was er sichtlich genoß. Dieser wiederum eroberte den ganzen Klassenraum mit langsamen Ruderbewegungen. Das Tauschen der Masken war bei vielen schon zu diesem Zeitpunkt

---

[1] Materialien dieser Art „organisieren" wir das ganze Jahr über. Viele Eltern und Kinder der Schule sammeln fleißig mit.

[2] Die Stellung der Tische im Kunstraum erlaubt alle diese Arbeitsformen.

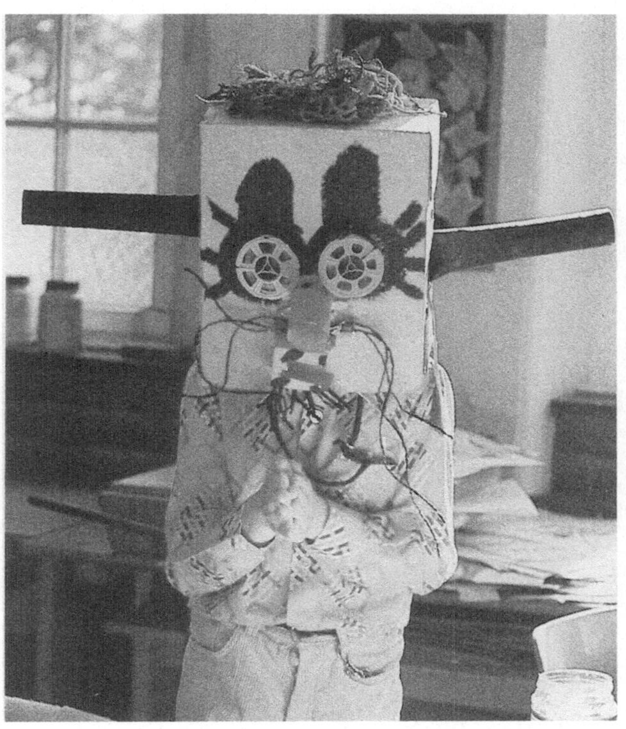

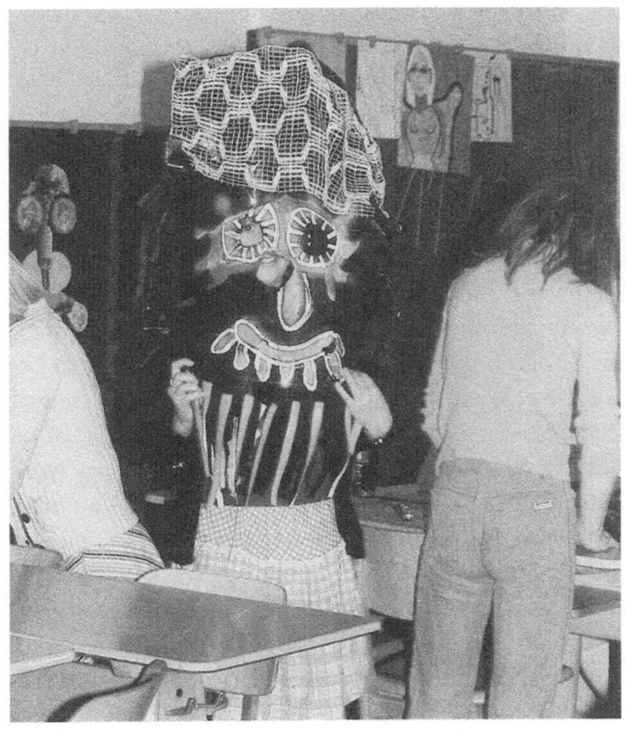

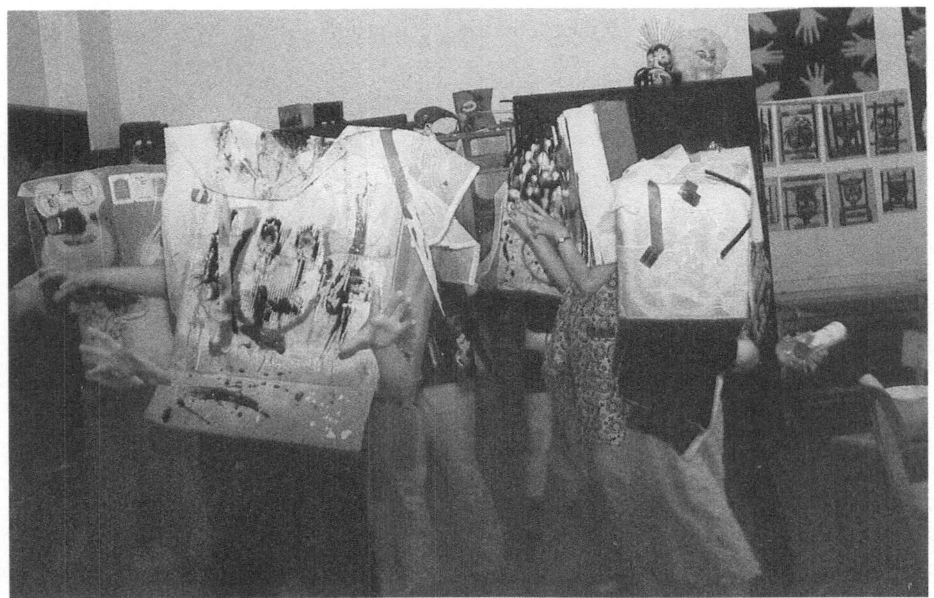

möglich. Man nahm Kontakt auf, beobachtete sich und nahm den anderen in veränderter Weise wahr.

Es wurden jetzt schon viele Ideen für das Stück geäußert und einige Requisiten mitgebracht. Ein Schüler hängte seinen Teddybären auf – so wie im Buch. Doris stellte ein Bettuch zur Verfügung, ein anderer seinen Holzhund.

Die Schüler arbeiteten sehr selbständig, emsig, sachorientiert und mit großem Ernst. Dies zeigte sich selbst beim Aufräumen der vielen Unterrichtsmaterialien, was Peter gut organisierte. Beim Bauen und Gestalten ließen sie sich nicht ablenken, auch wenn andere schon die Spielmöglichkeiten ihrer Masken zwischendurch ausprobierten und ich häufig fotografierte.

Die Kinder setzten sich unterschiedlich mit den vorhandenen Materialien auseinander. Einige verwendeten nur Farbe, wieder andere fanden am Zusammenbauen mehr Spaß. Fast alle gebrauchten das Material in aufbauender Weise, und viele genossen das Sprühen und Aufstreichen der schmierigen Farbe sichtlich. Lediglich ein Schüler feierte eine private „Farborgie". Fast in einem Rauschzustand spritzte und klekste er wild und wüst Farbe auf seinen Karton. Als einziger schmierte er mit seinen Händen, jedoch ohne destruktiv zu werden. Der expressive Schaffensprozeß manifestierte sich deutlich im dennoch erkennbaren Gegenstand. Er schuf den undiszipliniertesten unserer „wilden Kerle", welcher er auch in Wirklichkeit war.

Die Kinder regten mich zum Nachdenken an. So belehrte mich Heinz in meiner dummen Erwachsenenlogik. An einer prächtig wirkenden hellen Maske hatte er oben ein dunkles, nur in der Außenform differenziertes Gesicht mit Hörnern angebracht. Ich wollte gerade die schöne Gestalt loben, als er anfing, mit einer Sprühdose zielsicher Flecken aufzusprühen. Ich hatte Angst, daß er die Maske zerstört. Er ließ sich aber nicht beirren und erklärte felsenfest, daß dies so sein müsse. „Sie darf doch nicht schön sein, sondern muß wild und häßlich aussehen", sagte er mir. Während des Besprühens setzte er ihr zusätzlich

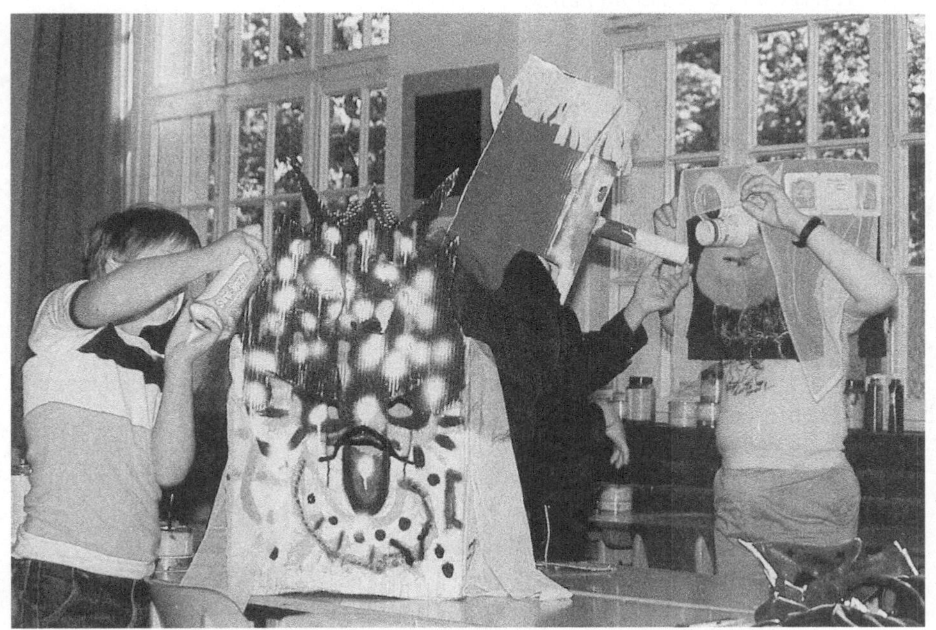

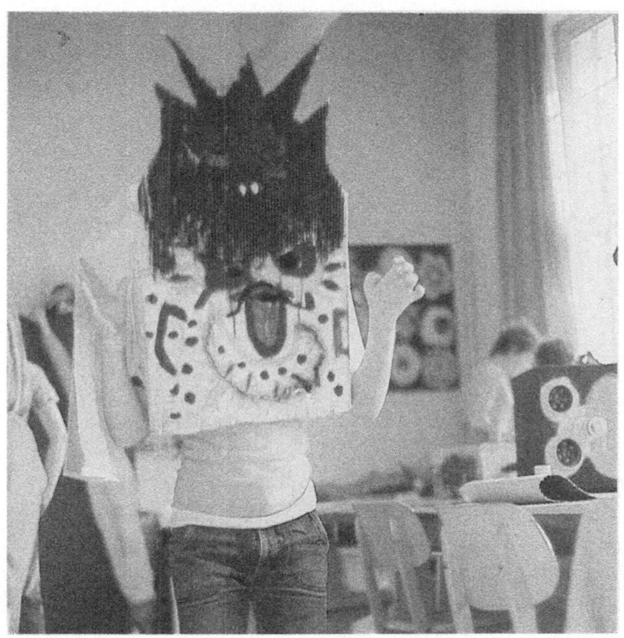

eine Krone aus der Theaterkiste auf, die er dann beim weiteren Maskenbau und im späteren Spiel selber trug. Mir fiel auf, daß die Maske nun reicher geworden war. Er hatte durch die Flecken beide Gesichter in eines integriert.

7.1.3 Herstellung des Bühnenbilds

Nächster Schritt war die Schaffung einer geeigneten Spielkulisse. Ich schlug vor, an die 3 großen Wandtafeln des Kunstraums einen Wald zu zeichnen.

Wandtafelzeichnen mit farbigen Kreiden ist für diese Altersstufe attraktiv. Die Mädchen teilten sich die Arbeitsflächen an der Tafel. Einige zeichneten die Bäume und Sträucher, andere das Gras. Dieter zeichnete – als einziger Junge dieser Gruppe – den Himmel. Bei dieser Tätigkeit ließ sich auch Rita integrieren, eine Schülerin, die sonst als einzige wenig Interesse am Spiel zeigte.

Die Kinder orientierten sich beim Bühnenbild sehr an den gesehenen Formen und Farben im Buch.

Es konnte so lange probiert werden, bis die Tafel ein ansehnliches Gesamtbild bot, denn Korrekturen mit dem Schwamm waren leicht möglich.

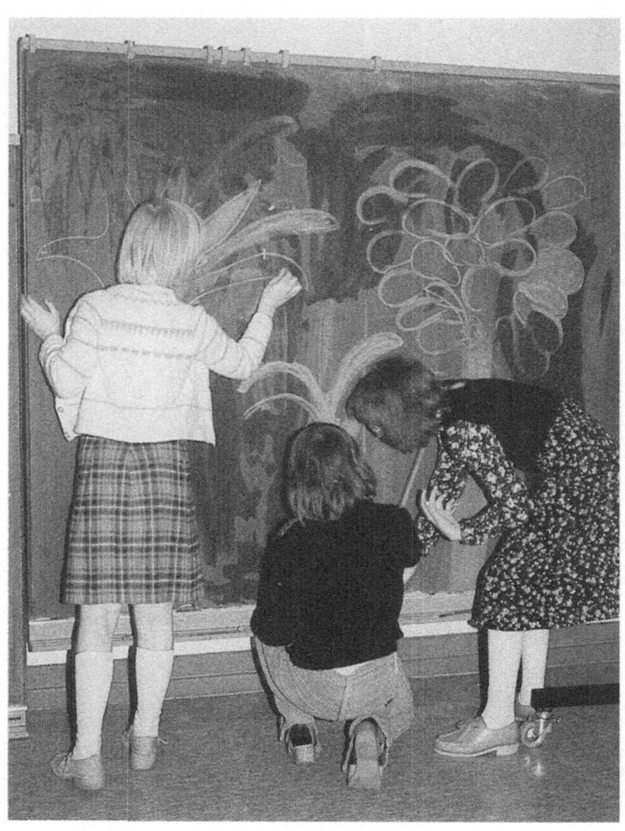

7.1.4 Herstellung der Spielrequisiten

In der Doppelstunde, in der die Wandtafelzeichnung entstand, wurden auch die anderen Requisiten hergestellt.

Die Jungen wollten unbedingt ein Schiff für Max bauen. Ich ließ mich überzeugen, gab ihnen den Werkraumschlüssel, damit sie sich das Material besorgen konnten.

Peter und Manfred organisierten den Bau. Sie brachten Stöcke, eine Kartonkiste und ein Tuch aus dem Keller hoch. Als weitere Hilfsmittel dienten lediglich Schnur, Säge, Hammer, Nägel, Klebstoff und Tafelkreiden.

Alleine, ohne jede Hilfe und Anregung von mir, lösten sie gemeinsam die anstehenden Probleme. Sie waren so bei der Sache, daß sonst übliche Streitereien unterblieben.

Die Befestigung des Segels war schwierig, aber die Kinder tasteten sich nach Versuch und Irrtum vor. Die Gruppenleistung übertraf die Kreativität jedes einzelnen. So wollten sie z.B. das Kartonschiff unbedingt bewegbar machen. Zunächst sollte ein Seil durch den Saal gespannt werden, damit Max sich selbst vorwärts ziehen könne. Sie kamen selber darauf, daß die weitere Raumbenut-

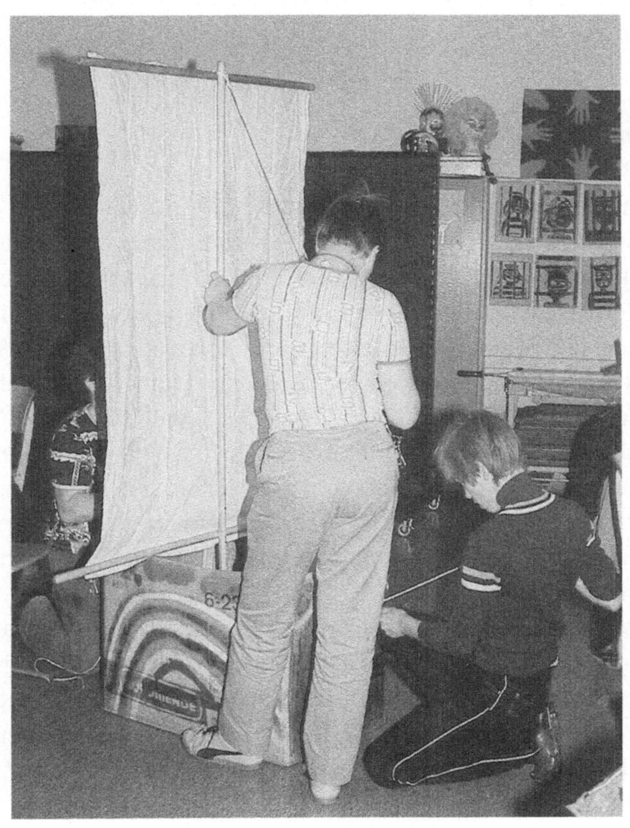

zung für Unterrichtszwecke diesem Plan entgegenstand. Wieder andere wollten das Untergestell eines Kinderwagens besorgen.

Natürlich braucht ein Segelschiff Wind. Ihre Idee, einen Fön einzusetzen, erschien wegen des Lärms ungeeignet. Dennoch gaben sie ihre Vorstellung nicht auf. Sie zogen das Schiff, vor dem Zuschauer verdeckt, und bliesen selbst Wind in die Segel. Auf das Leintuch schrieben die Schüler „Max", und auf den Rumpf des Schiffes malten sie einen „wilden Kerl".

Die Kinder bemühten sich um Bühnenillusion. Dafür standen nur wenige Mittel zur Verfügung. Die Gegenstände mußten leicht transportabel sein und durften nichts kosten. Gemeinsam einigten wir uns auf folgende Requisiten: 6 Stühle und ein Bettuch (sie dienten Max als Bett), einige Haushaltsgegenstände (Rührschüssel, Kochlöffel, Schürze), eine alte Trommel vom Sperrmüll, ein Stock, eine Faschingskrone, ein Königsmantel, eine Wolfshalbmaske, ein alter Pelzmantel, ein Teddybär, ein Holzhund, das Schiff, die Masken, der Wandtafelwald und 2 fahrbare Stellwände.

Kleider, Trommel, Halbmaske und Krone waren von früheren Märchenspielen übriggeblieben und konnten aus der Theaterkiste genommen werden.

Heinz trug in der Stunde die Wolfshalbmaske. Schon während der Bühnengestaltung faszinierte das Sichverkleiden und das Anspielen einzelner Szenen. Unmerklich waren die Kinder ins Spiel gekommen und mitten in der Ausgestaltung des Stücks.

7.1.5 Spielproben

Während der Herstellung der Masken und der übrigen Requisiten hatten einige Kinder ausprobiert, was man damit alles machen kann. Sie hatten sich schon mit den Figuren des Stücks identifiziert und in Ansätzen erprobt, wie dieses und jenes Spielelement in die Aufführung hineinpassen könnte. So eingestimmt, hatten die Schüler viele Ideen zum Ablauf des Stücks. Was gut war, wurde selbstverständlich angenommen. Die Umsetzung formte sich schnell aus.

Das Stück wurde in Szenen gegliedert: „Max und Mutter", „Max im Zimmer", „Bei den wilden Kerlen" und „Rückkehr". Durch das Proben der einzelnen Teile und die Kürze der Handlung war es jedem möglich, kurzzeitig andere Rollen auszuprobieren. Es herrschte eine Atmosphäre der Spielfreude und des Findens; gleichzeitig war Ernst dahinter. Man pendelte zwischen freudiger Improvisation und ernster Probe.

Die Schüler waren sich selbst die kritischsten Beobachter. Ich fand die Erfahrung bestätigt, daß die Rollenzuweisung aus der Gruppe problemlos verläuft. Man wollte sich schließlich vor den Eltern nicht blamieren. Für die Aufführung wählte man denjenigen, der die Rolle am besten ausfüllen konnte. Um des gemeinschaftlichen Zieles willen war Selbstkorrektur und ein Zurückstecken ohne Gesichtsverlust möglich.

Für die Rolle der Mutter interessierte sich von Anfang an recht konstant eigentlich nur die etwas zurückhaltende Gabriele. Sie wuchs in der Aufgabe sehr schnell und war dann auch bei der Aufführung die Darstellerin. Für Max allerdings interessierten sich offen gleich mehrere: Ursel, Ingo, Dieter, Richard und Heinz. Vielen anderen sah ich die innerliche Sympathie für die Rolle an.

Für die meisten war jedoch allein der Part mit der Mutter wichtig. Hier überzeugten alle. Beim Fotografieren bekam ich die Szene zunächst kaum aufs Bild. Denn sie wurde zuerst sehr schnell gespielt. Erst allmählich konnten die Kinder die Gelegenheit genießen und ausspielen. Zunächst bezogen sie die alltägliche Erlebenswirklichkeit mit ein; z.B. schimpfte die Mutter mit Max, weil er den Mülleimer nicht ausleerte.

Das Durchspielen aller Phasen in der Rolle des Max gelang nur Richard und Heinz. Beide bewarben sich um die Hauptrolle. Da Heinz als einziger auch bei der Rückkehr zur Mutter überzeugte, unterstützte ich ihn. Richard probte als Ersatzdarsteller jedoch weiter, was eine ungeheure Leistung darstellte.

Daß die Brisanz des Stücks deutlich wurde, merkte ich am Längerwerden der Auseinandersetzung mit der Mutter und am „gewissen" Lächeln der Kinder. Es kamen Gruppenphantasien auf, zu deren Sprecher Richard wurde, als er mit verschmitztem Gesicht sagte, das alles könne man ja auch mit dem Lehrer machen. Die anderen grinsten und nickten.

„Wilder Kerl" war jeder einmal; damit konnten sich alle leicht identifizieren. Das gemeinsame Wildwerden und Zurücknehmen sowie das Angstzeigen waren eine schwierige Stelle. Der Spielablauf stockte zunächst, und die Szene mußte mehrmals wiederholt werden. Die ungebärdigen Bewegungen kamen erst zögernd, gestalteten sich aber rasch lockerer und ungehemmter.

Ich sah, wie stark die Kinder die beim Tanzen gelernten Bewegungen einbrachten und im Schutz der Masken weitere Wagnisse eingingen. Die Spielhandlung gab Erlaubnis dazu und kanalisierte zugleich; auch außerhalb von ihr übten die Kinder wilde Gesichter und Gesten mit Begeisterung. Das Versteck der Masken war für die Schüler untereinander nicht notwendig, wohl aber vor dem Publikum.

Beim Ablauf des Spiels stützte ich, indem ich zunächst den Rahmentext las. Dadurch war es möglich, das Spiel indirekt zu steuern und den Kindern zusätzliche Sicherheit zu geben. Später teilte ich die Aufgabe mit Doris; ich half nur, wenn der Spielfluß stockte. Trotz der Proben (2 Doppelstunden) blieb der Improvisationscharakter erhalten. Die Spieler sprachen frei.

Das 1. Vorspielen sah unsere Grundstufe. Die Klasse Z achtete auf die Reaktionen der Zuschauer und erkannte selbst kleine Pannen.

Inzwischen lagen auch die Dias vom Maskenbau und der 1. Probe vor. All dies diente der Rückmeldung, war Selbstbestätigung, aber gleichzeitig auch Anreiz zur Selbstkontrolle.

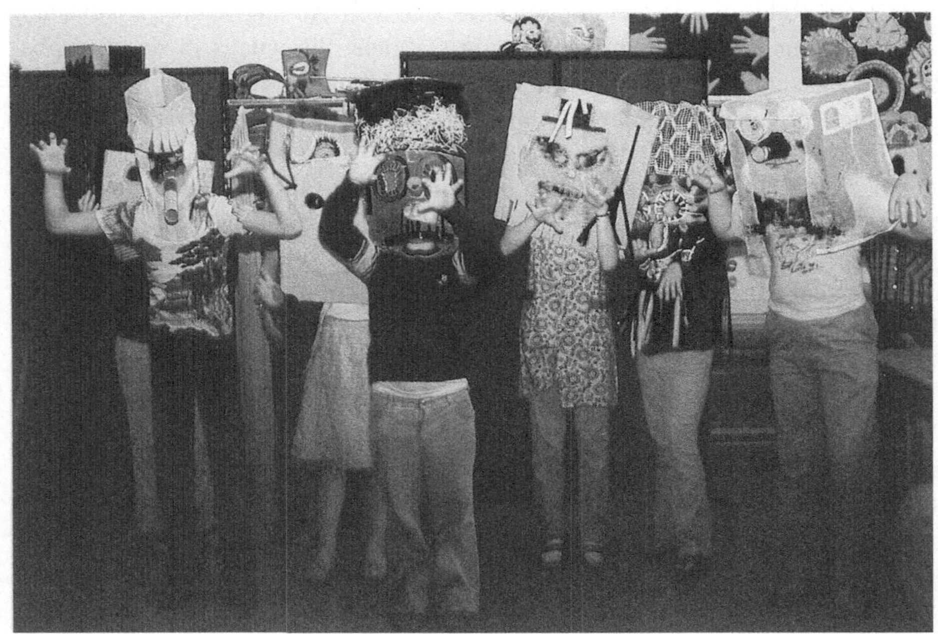

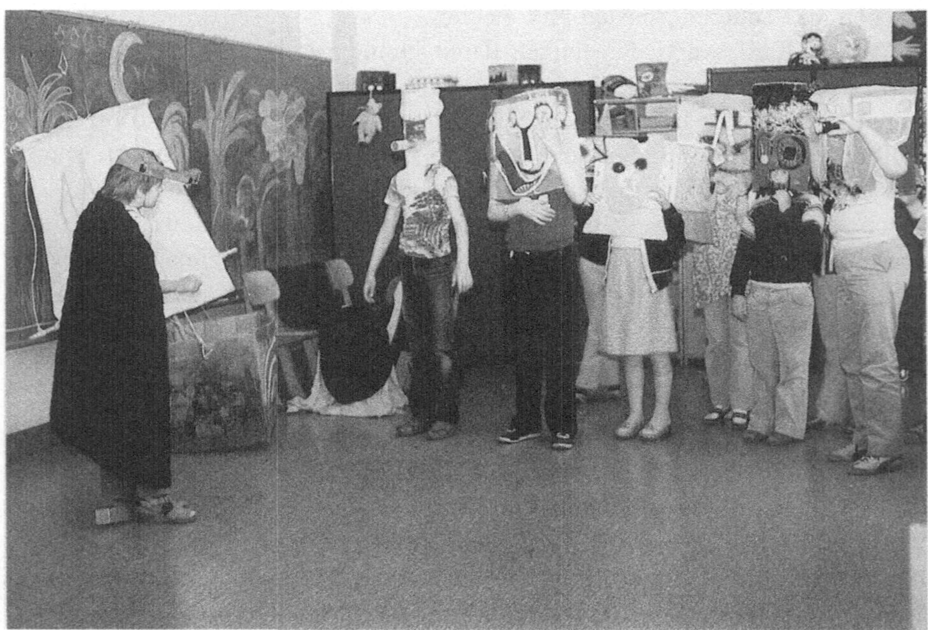

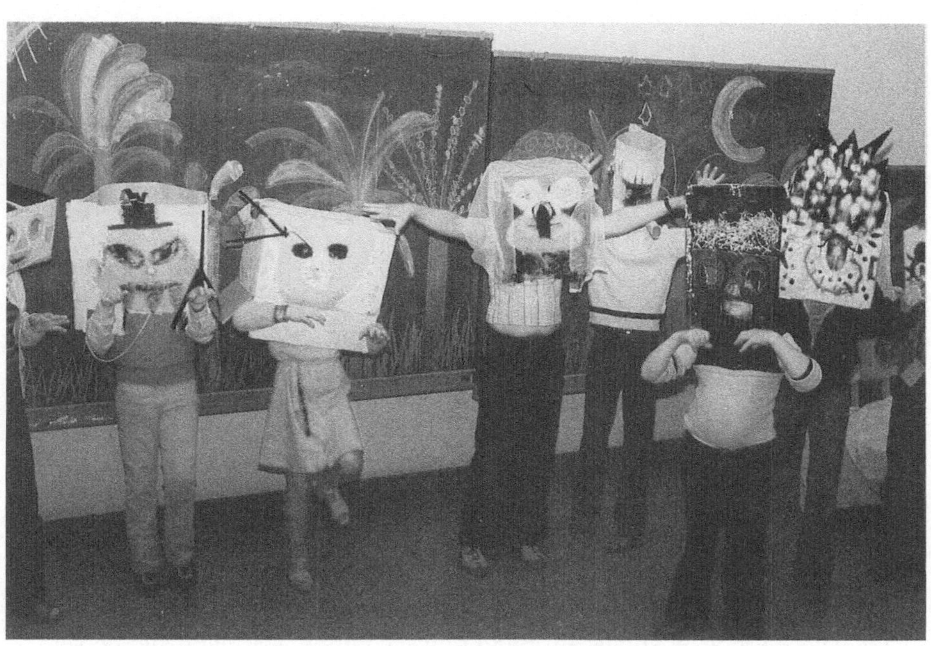

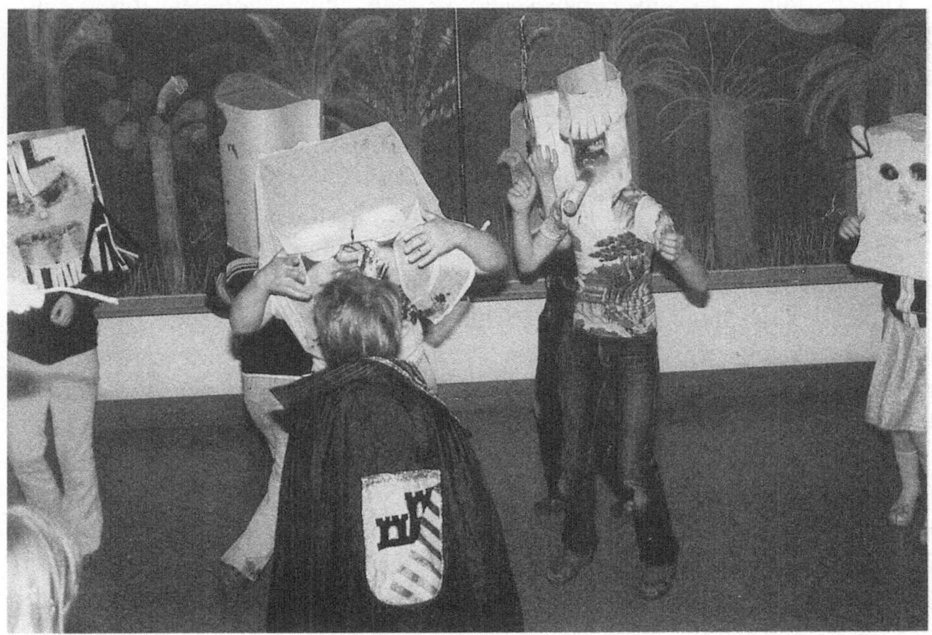

7.1.6 Vormittag vor der Aufführung

Am Vormittag vor der Aufführung ließen wir den regulären Unterricht ausfallen, denn es gab viel zu tun: Generalprobe, Vorbereitung der Räume, Schmükken der Kaffeetische usw.

Die Kinder brachten 9 Kuchen mit; Ingo hatte sogar selber einen gebacken. Die Eltern hatten fleißig gespendet.

Es lag viel Spannung in der Luft, aber auch Hochgefühl. Niemals im ganzen Schuljahr hatte ich einen solch intensiven Zusammenhalt gespürt, niemals arbeiteten die Kinder besser zusammen.

Das Theaterstück sollte im Kunstraum vorgeführt werden, die Tänze im Klassensaal, die Dias im Filmraum. Als Café stellte uns die Leiterin der Grundstufe ihren Saal zur Verfügung.

Zuerst probten wir das Theaterspiel, und zwar unter harten Bedingungen. Unser Hausmeister nahm den gesprochenen Text auf Tonband auf, welches wir dann gemeinsam abhörten. Anhand der Aufnahme gab ich dann noch einmal ganz gezielte Rückmeldung. Ich schonte die Kinder dabei nicht, denn an diesem Vormittag waren sie fähig, viel Kritik zu ertragen und diese positiv umzusetzen. Die 2. Probe, ebenfalls auf Band mitgeschnitten, war dann viel besser.

Danach übten wir unser inzwischen 12 Teile umfassendes Tanzprogramm. Zwischendurch sagten Gabriele, Doris, Susanne und Walter Gedichte nach eigener Wahl auf, welche während des Schuljahrs gelernt worden waren. Dies war freiwillig und erst kurz vor der Generalprobe angeregt worden. Die Kinder strengten sich sehr an, besonders gut zu sein. Ingo brachte einen grauen Kittel mit. Um als „Orangendieb" noch besser zu wirken, wollte sich der Junge auch noch das Gesicht weiß schminken. Die Schüler übertrafen sich selber.

Zur endgültigen Generalprobe luden wir die Hauptstufe ein. Hierbei passierte etwas sehr Schönes. Einige der selbst „spielerfahrenen" Entlaßschüler ließen sich von der Begeisterung anstecken. Sie ließen sich mehrere Tänze nochmals zeigen, um selbst mitzutanzen. Meine Klasse platzte fast vor Stolz. Sie machte etwas, woran selbst die Großen Spaß hatten. Und sie, die Kleinen, konnten die Hauptstufenschüler etwas lehren.

Danach mußten die vielen Räume „besucherfein" gemacht werden. Dies bedeutete selbständiges Arbeiten in kleinen Gruppen. Für den Tischschmuck hatten die Schüler die Klassenkasse geopfert. Besonders viel Mühe gaben sie sich beim Decken der Tische mit Servietten, Kerzen und „geklauten" Blumen; 2 Mädchen kamen schon während der Mittagspause und kochten Kaffee. Alles wollten sie selber tun.

7.1.7 Elternnachmittag

Die Vorführung sollte um 14 Uhr beginnen. Die Schüler kamen etwas früher, um die letzten Vorbereitungen zu treffen.

Nachdem die Arbeit getan war, empfand ich die Atmosphäre als eine von großer Lust, gemischt mit viel Spannung. Mir wurde das besonders deutlich, als Ingo eintraf. Obwohl er morgens einen Kittel und einen Kuchen mitgebracht hatte, wußte niemand so recht, ob er nachmittags auch wirklich kommen würde. Die Spannung entlud sich in Jubel für ihn. Ingo hatte im „Orangendieb" die Hauptrolle und konnte diese ausfüllen wie sonst keiner.

Dem Kommen der Eltern wurde regelrecht entgegengefiebert. Nicht alle hatten eine Zusage gegeben. Einige mußten arbeiten und ließen sich entschuldigen. Dennoch hatten wir sehr viel Publikum: 3 Väter, 6 Mütter, eine Großmutter, 3 ältere Geschwister, einen ehemaligen Schüler, eine Freundin und 2 Schülerinnen der Grundstufe. Insgesamt waren es 17 Personen.

Als die Gäste da waren, wurden zuerst die „Wilden Kerle" gezeigt. Ich maß dem Stück zusätzlichen Wert bei, indem ich es als Idee eines weltberühmten Kinderbuchautors ankündigte. Die Vorführung lief ohne Pannen ab. Ich konnte die Reaktionen der Eltern beobachten.

Ich sah an den Gesichtern, wie betroffen die Zuschauer zunächst waren. Bei der 1. Szene kam zunächst eine eisige Stimmung im Zuschauerraum auf. Man war ratlos; das Lächeln wirkte gezwungen. Der Schluß des Stücks erleichterte jedoch, und die Kinder bekamen viel Applaus.

Auch das 1stündige Tanzprogramm lief wie geplant ab. Ein Tanz mit Schirmen mußte mehrmals gezeigt werden, da sich jeder den Angehörigen und Freunden einmal im Vordergrund präsentieren wollte.

Nach der Aufführung gab es Kaffee und Kuchen. Die Erwachsenen saßen an einem besonderen Tisch und wurden von ihren Kindern bedient. Die Schüler hatten sich das so gewünscht; es kam aber auch den Erwartungen der Gäste entgegen.

Ein Teil der Eltern kannte sich noch nicht. Von daher war es schwierig, miteinander ins Gespräch zu kommen. Es herrschte zunächst eine schwerfällige Atmosphäre, die sich auch darin äußerte, daß sich die Gäste gerne bedienen ließen. Über den selbstgebackenen Kuchen kam man bald auch in persönlichere Gespräche, und die Stimmung wurde lockerer und sehr angenehm. Eine Mutter verteilte an jeden Schüler ein „Süßigkeitenhonorar".

Zwischendurch zeigte ich die Dias vom Maskenbau und den Proben. Die Eltern bekamen Einblick in die vielfältigen Zwischenschritte und Mühen, die mit dem Programm verbunden waren. Dadurch konnte man sich die Arbeit besser vorstellen. Gleichzeitig wurde ihren Kindern Wert beigemessen.

Beim weiteren geselligen Beisammensein redete man jedoch mehr über Vorbereitungen des Nachmittags und das Tanzen als über den Inhalt und die Aussage der „Wilden Kerle". Ich führe das auf die Brisanz des Stücks zurück.

Man sprach zunächst über unser Programm, die Vorankündigungen und die Reaktionen der Kinder im Elternhaus. Später wurden die Gespräche persönlicher. So erfuhr ich, daß Richard die Tanzmusik auf Kassette aufgenommen und daheim mit seiner Schwester im Keller geübt hatte. Walters Vater berichtete, daß sein Sohn seit langer Zeit von nichts anderem mehr redete als von der Aufführung. Er sei schon wegen der ausgefallenen Weihnachtsfeier sehr traurig gewesen.

Eine Großmutter kam verspätet. Die Schüler zeigten ihr ganz allein noch einmal Teile des Programms. Zum Schluß war jeder stolz auf sein Kind. Eine Mutter meinte, mir zugewandt, man sollte auch einmal nach außen hin zeigen, was die Kinder alles können.

7.1.8 Die Zeit danach

Zum Zeitpunkt des Elternnachmittags hatte ich die Klasse 1 Jahr geführt. Ein wenig später wurde ich in meiner Funktion abgelöst, und die Klasse Z hatte eine Zeit lang keine kontinuierliche Führung. Ich behielt die Gruppe lediglich in den musischen Fächern.

Als ich nach einem halben Jahr erneut Klassenlehrerin der Z wurde, schlug mir Widerstand entgegen. Die Kinder „klumpten" sich zu kleinen Gruppen zusammen. Einzelne verweigerten die Mitarbeit. Ich erkannte die Schüler nicht mehr wieder und war innerlich maßlos enttäuscht. Die ersten 2–3 Wochen waren sehr schwierig und kosteten mich viel Kraft. Zeitweise war direktives Vorgehen im Unterricht nicht zu vermeiden. Ich setzte Grenzen und Ziele, bot partner- und gruppenbezogene Aktivität an.

Zur Faschingszeit schlug ich vor, sich gegenseitig die Gesichter zu schminken. Dabei kam wieder etwas von der dichten Atmosphäre auf, die ich aus der Zeit der Theatervorbereitungen kannte. Ich merkte, daß sie nicht verlernt hatten, miteinander umzugehen. So konnten die Schüler sich vertrauensvoll hinlegen und sich von einem Klassenkameraden bemalen lassen. In meiner langjährigen Lehrtätigkeit habe ich schon oft mit Kindern geschminkt. Noch nie hatten sich so viele „Draculagesichter" gemalt. Es fiel mir auf, wie sich die Kinder auch gestisch mit ihrer Maske auseinandersetzten.

Im weiteren Kunstunterricht nutzten viele bei Themen mit immanent narrativem Gehalt die Gelegenheit, ihre Gefühle auf dem Blatt auszudrücken. Bei der Aufgabe „Dragobi – ein Wundertier" zeichneten einige spontan eine Neuauflage der „wilden Kerle". Sie waren jedoch ausnahmslos wilder und wütender als die ersten.

Ein Schüler schrieb nach der Zeichnung eines „Traumautos" eine Geschichte auf. Dabei verwendete er Lösungswege aus Sendaks Geschichte.

Im beschriebenen Schuljahr wurde der motorisch ungeschickte Schüler A im Tanzunterricht lebendig. Die ganze Klasse bemerkte seine Fortschritte.

Dieser Schüler schenkte mir einmal ein Bild, welches er zu Hause gezeichnet hatte. Es stellte ein Traumland dar.

Als ich einige Wochen später ein „Traumauto" zeichnen ließ, entstand auf A's Blatt ein Gebilde, welches wie ein Kampfhubschrauber anmutete. Es schwebte über einem See und Bergen, die ich schon aus dem Bild „Traumland" kannte. Die gespenstische Ruhe des 1. Bildes war ersetzt durch Kampf. Ich fragte den Schüler, ob es sich um den Kampf um dieses Land handele. A war sichtlich erstaunt und bestätigte mir meine Vermutung. Im Gespräch über das Bild erfuhr ich nun, daß er zusammen mit einem Freund im Auto säße und den See und das Haus bombardiere. Zum Haus meinte er, dort wären Leute drin, die ihn nicht für schön hielten. Durch die Bomben sollte der See steigen und das Haus überschwemmen. Die Sonnenstrahlen könnten das Haus ebenfalls treffen und die Leute vernichten. Wenn alles nichts helfe, so wären noch tierische Fluggebilde zum Angriff bereit. A hatte sich eine mehrfache Absicherung der totalen Vernichtung ausgedacht.

Am nächsten Tag brachte mir der Schüler 4 DIN-A-4-Seiten, eng beschrieben. Er hatte eine Geschichte zum Bild erfunden und beschrieb das Geschehen als Bestandteil eines Traums von Kampf- und Vernichtungsgedanken. Inmitten der Flut von Tötungsabsichten tauchte das Verlangen nach den Eltern auf. Aus dem Traum aufgewacht, waren die Schritte der Mutter zu hören, die ins Zimmer kam. Sie sprach von A's Schlaf, der ein ganzes Jahr gedauert habe. Die Mutter hatte für ihr Kind Geschenke aufgehoben, die es nun auspacken konnte.

Durch den Traumcharakter, den Kampf und die Rückkehr zur Mutter erinnert A's Geschichte an die „wilden Kerle".

An seine Arbeit hatte A einen kleinen Zettel geheftet, auf dem geschrieben stand, daß er 3 Stunden gearbeitet habe und nun eine „Eins" dafür haben wolle.

Ich möchte vermuten, daß sich A durch seine 3stündige „freiwillige" Hausarbeit aus einer seelisch schwierigen Lage herausgearbeitet hatte und nun mit dem Ergebnis innerlich zufrieden war. Wie weit sich A bei der Zeichnung in tiefe Schichten seiner Persönlichkeit wagen konnte, deutet m. E. die Äußerung auf dem Beizettel an, in der es heißt: „. . . wenn sie es sehen, nicht in Ohnmacht fliegen."

In der Folgezeit fertigte A Zeichnungen an, die auf eine Integration tierischer und menschlicher Elemente hindeuten.

Einige Zeit später konnten alle Schüler unserer Schule sehr attraktive Neigungsgruppen wählen. Die Theatergruppe besuchten fast nur Kinder aus meiner ehemaligen Klasse Z. Es waren die Schüler, die früher sehr zurückhaltend gewesen waren. Die anderen wagten es, mit der Hauptstufe Handball zu spielen.

In der Theatergruppe tanzten wir in ähnlicher Weise wie im Vorjahr. Es wurden Darstellungsmöglichkeiten und kleine Hauptrollen angeboten. Danach planten wir ein neues Theaterstück: „Kein Kuß für Mutter" (Ungerer 1974). Die Geschichte beinhaltete eine Problematik mit Erwachsenen (Mutter, Lehrer). Diesmal mußte mehr Dialog gesprochen werden. Nur die Schnurrbärte, die sich die Schüler angemalt hatten, dienten als imaginäres Versteck. Es war erstaunlich, wie gut die Kinder, die früher im Hintergrund gestanden hatten, Hauptrollen übernehmen konnten. Besonders Ursel und Walter zeigten viel Talent.

Als die Neigungsgruppe einmal außerplanmäßig an einem Nachmittag stattfand, kamen auch diejenigen Klassenkameraden, die eine andere Gruppe gewählt hatten. Sie konnten sich sofort problemlos in das Spiel einfügen und mitmachen. Eine Schülerin brachte wieder eine Freundin mit, die sich solche Aktivitäten in ihrer Grundschule auch einmal wünschte.

7.2 Auswertung

Empirisches Material der Auswertung sind einmal zufällig erhalten gebliebene Unterrichtsergebnisse in Form von Zeichnungen, Masken usw. und eine Serie von ca. 100 Fotografien, die während des Unterrichtsprojekts von mir oder von Schülern aufgenommen worden sind, Darüber hinaus liegen 2 Tonbandmitschnitte von den Proben vor. Anhand der objektiven Dokumente war es möglich, Beobachtungen zu aktualisieren und zu reflektieren, die ich während des Unterrichts teilnehmend gemacht habe.

Für eine zusätzliche Auswertung der Unterrichtsergebnisse stehen „Wilde Kerle"-Zeichnungen einer Vergleichsstichprobe zur Verfügung. Im übrigen liegen Zeichnungen der Klasse Z zu anderen Themenstellungen vor.

7.2.1 Zeichnungen

Die auf S.73 abgebildeten „Wilde-Kerle"-Zeichnungen sind zu Beginn des Unterrichtsprojekts entstanden. Es sind Arbeiten, die zufällig in der Schule zurückgeblieben sind. Eine Auswahl hat nicht stattgefunden.

Meines Erachtens drücken alle wiedergegebenen Zeichnungen etwas Optimistisches und Pfiffiges aus. Sie sind groß und selbstbewußt auf dem Blatt plaziert. Bei den meisten Bildern wird dieser Eindruck durch die Stellung des Mundes und der Arme gestützt. Es überwiegen in den Darstellungen die menschlichen Merkmale gegenüber den tierischen. Wie an einer Vergleichsstichprobe noch zu zeigen sein wird, ist das nicht immer so. In der überwiegend menschlichen Gestalt sehe ich einen Hinweis auf die Stärke der Identifkation meiner Schüler mit den „wilden Kerlen".

Die Zähne – soweit vorhanden – haben keinen Widerpart; sie gehen ins Leere. Keiner kann so richtig zubeißen. Hörner wurden von den meisten gezeichnet. Hierzu fällt mir ein, daß Kinder damit sehr oft die Assoziation „Teufel" verbinden, worin ein Symbol von „Wildheit" und „Bösesein" gesehen werden kann.

Es sind insgesamt sehr eigenständige, freundliche „wilde" Geschöpfe. Sie wurden spontan gezeichnet, nicht flüchtig, aber auch nicht besonders sorgfältig. Der Umgang mit Tusche und Feder verleitete keinen zum Klecksen, war aber auch nicht zwanghaft. Auch wenn das Material dazu Vorschub leistete, verwendete es niemand zum Schmieren. Die Farbwahl möchte ich nicht interpretieren, da nur die verwendeten Farben zur Verfügung standen.

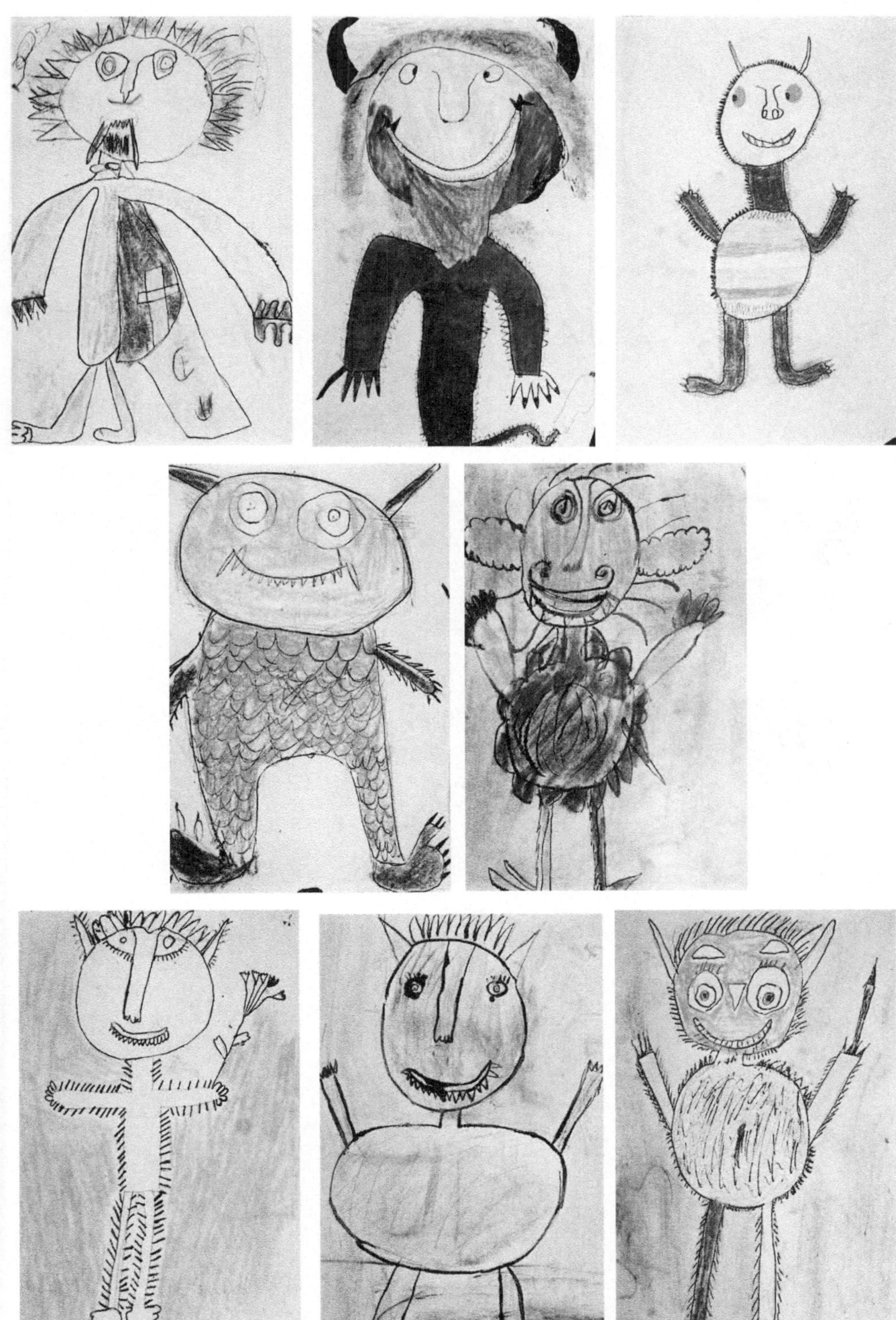

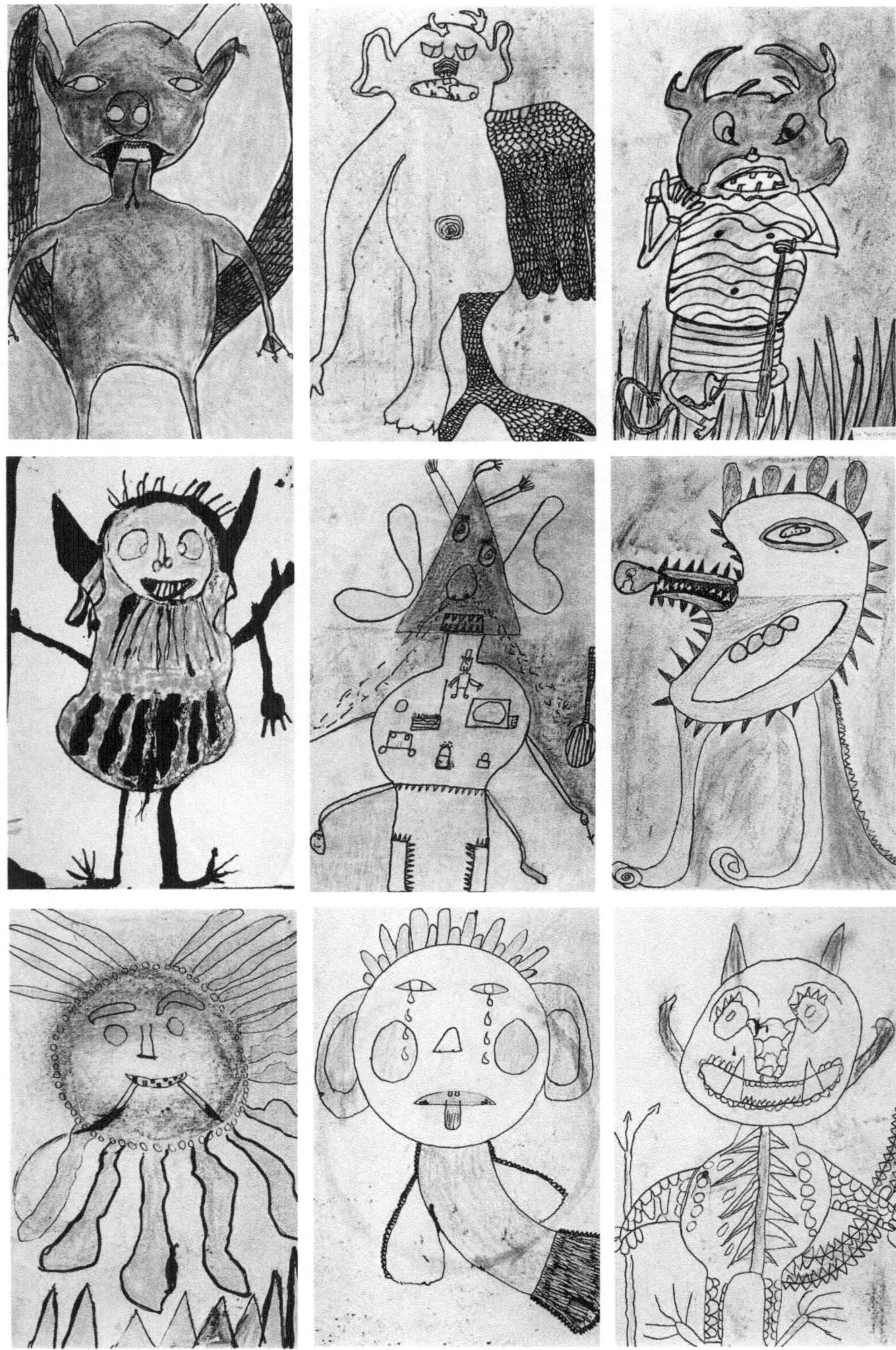

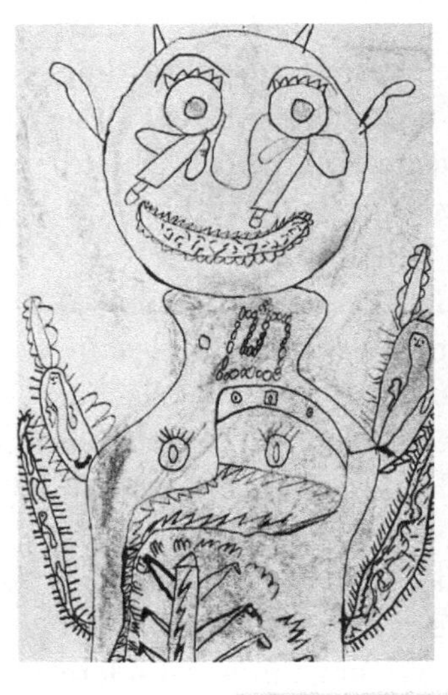
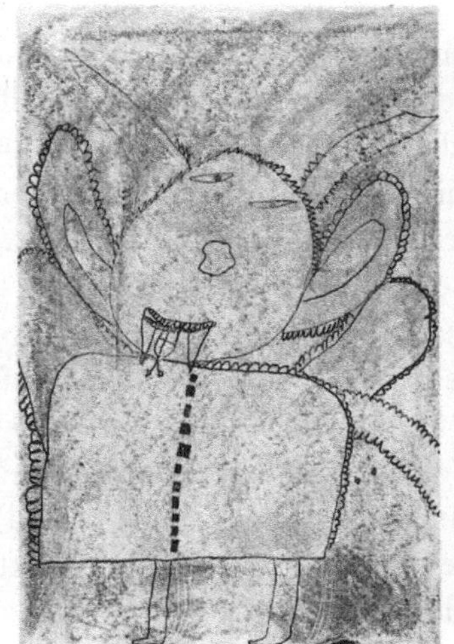
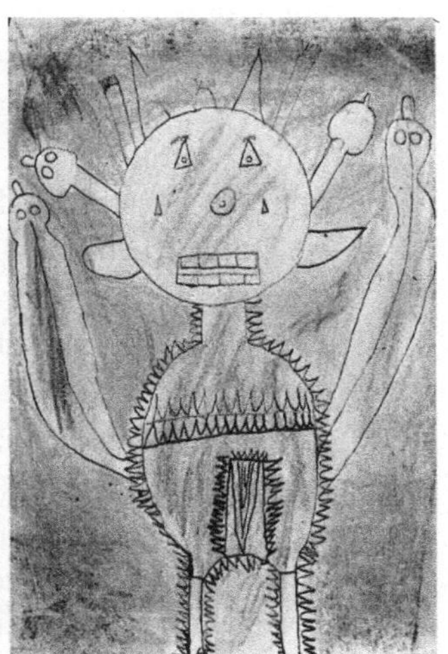

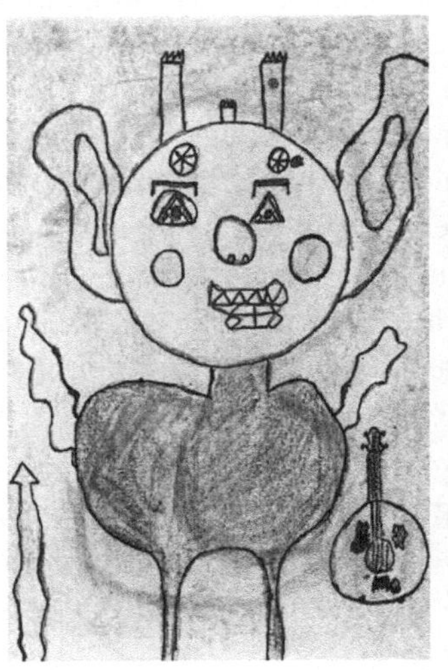
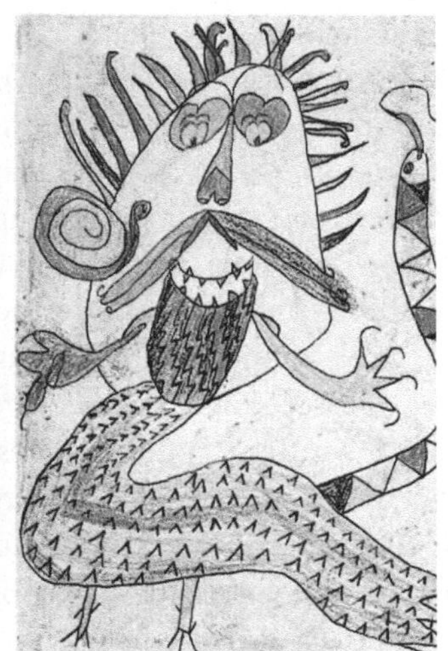

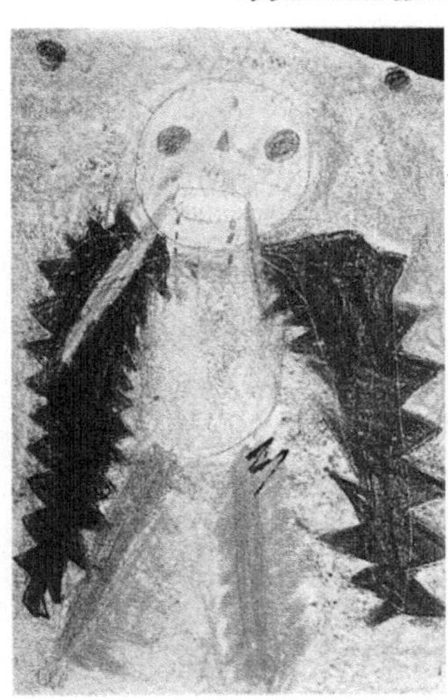
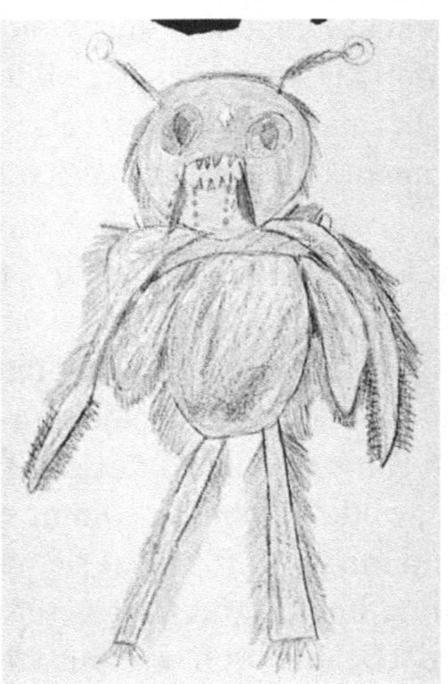
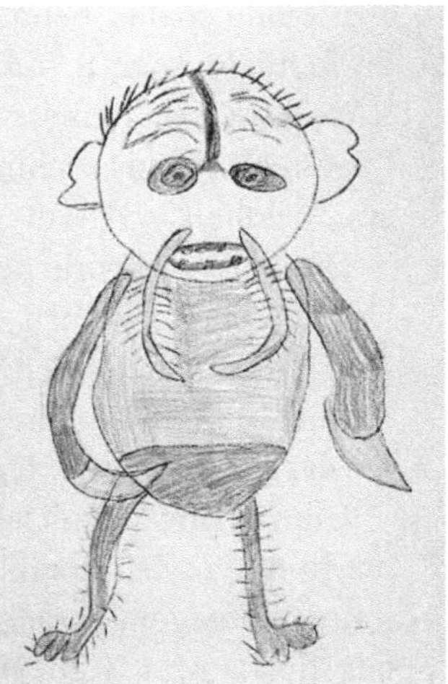

Vor Jahren hatte ich – ebenfalls in einer Mittelstufe – „wilde Kerle" zeichnen lassen. Damals hatten die Schüler das Thema ohne besondere Vorbereitung und nicht eingebettet in ein Unterrichtsprojekt gestellt bekommen. Als ich diese Bilder im Vergleich zu den Unterrichtsergebnissen meiner Klasse betrachtete, fiel mir die unterschiedliche Atmosphäre und andersartige Ausstrahlung der Bilder auf (s. Abbildungen auf S. 74 und S. 75, obere 2 Reihen).

Die Zeichnungen der einzelnen Schüler (Klasse Z und Vergleichsstichprobe) lassen einen Zusammenhang mit Persönlichkeitsmerkmalen und Erfahrungshintergrund der Zeichner erkennen. Die Ausdruckskraft deutet nach Widlöcher (1974) und Koppitz (1972) auf die Stärke der Projektion hin. Bei den älteren Unterrichtsergebnissen (Vergleichsstichprobe) wird jedoch häufiger eine unmittelbare Darstellung primärprozeßhafter Inhalte und weniger Umformung in Sekundärprozeßhaftes deutlich. Die „szenische Funktion des Ich" (Argelander 1970) erscheint mir bei den neueren Arbeiten günstiger. So ist es bei den zum Vergleich herangezogenen Zeichnungen oft der Fall, daß Dinge in den Bildern auftauchen, die keinen direkten Bezug zum Thema oder zum Inhalt des Stücks haben (z. B. Schornsteine, Gitarre usw.).

In den Zeichnungen meiner Klasse finden sich dagegen weniger „emotionale Faktoren" (Koppitz 1972). Die Lösungen enthalten weniger themenfremde Aspekte. Ich verstehe dies im Zusammenhang mit dem m. E. günstig verlaufenen Gruppenprozeß, der sehr viel Spannung hat aufnehmen und verarbeiten können. Durch das Tanzen war offensichtlich schon sehr viel Triebdruck motorisch ausgelebt worden. Die Kinder waren entspannter, konnten von daher den Primärprozeß besser kanalisieren. Eine höhere „synthetische Ich-Leistung" (Nunberg 1930) wurde so möglich. Dies zeigte sich z. B. auch in der Wandtafelmalerei. Es konnte von einer Schülergruppe sehr sachbezogen, aufeinander abgestimmt etwas gemalt werden, was die Funktion erfüllte, schön war und den eigenen Ansprüchen gerecht wurde. Solches Verhalten konnte ich durchgängig während des ganzen Projekts beobachten.

Monate später, beim Thema „Dragobi – ein Wundertier", zeichneten gerade die schüchternen Schüler der Klasse Z erneut „wilde Kerle" (Abbildungen auf S. 75, unterste Reihe). Sieht man Wundertier als Oberbegriff, erscheint die Lösung durchaus sachimmanent. Überrascht war ich jedoch über den Ausdruck an „Wildheit und Wut".

Die kompakt wirkenden Körper sind bereit zum Sprung und zum Zupacken. Das Triebhafte in den Gestalten überwiegt, gerät aber nicht außer Kontrolle. Die Arme ähneln Schwingen und weisen nach unten. Die Gestalten haben Zähne, mit denen man beißen kann. Die Kreide wurde schmieriger und farbintensiver aufgetragen. Die Konturen waren kräftiger gezeichnet.

Die im Bild vermittelte „wilde" Gebärde stimmt mit den Gefühlen der Kinder in dieser Zeit überein. In kurzer Zeit hatten sie mehrmals einem Lehrer Vertrauen entgegengebracht, und immer waren sie verlassen worden. Für viele Kinder dürfte das eine Wiederholung von enttäuschenden Familiensituationen bedeutet haben. In symbolischer Form zeigten mir die Kinder ihre Wut und Enttäuschung. Ich brauchte Zeit dafür, dieses Verhalten zu begreifen.

Für die Klassengruppe spricht es, daß sie sich in Paaren zusammentun konnte und auf einer höheren Ebene der Gruppenentwicklung – und somit für den einzelnen schonender – ihre Gefühle mir gegenüber zulassen konnte.

7.2.2 Masken

Der Bau der Masken gestattete eine weitere Auseinandersetzung mit dem Thema über andere Techniken und Materialien. Das Zerstören und das Zusammenfügen von Teilen bot sowohl destruktiven als auch aufbauenden Charakter. Der regressive Umgang war durch die Thematik potentiell erlaubt, aber nur für einen Schüler wichtig. Er durfte hier im gebilligten Raum schmieren, klecksen, spritzen und hatte so genug Gelegenheit zur unmittelbaren Triebabfuhr.

Beim Bau der Masken war die allgemeine Sachorientiertheit der Klasse auffallend. Das gemeinsame Ziel ließ sie zur arbeitsteiligen Gruppe werden. Jeder behielt während der Zeit des Bauens seinen Arbeitsplatz; dies war sonst nicht üblich. Frühzeitig wurde auf die Funktionsfähigkeit der Masken geachtet. Es war von Bedeutung, daß die Masken Fernwirkung bekamen und daß sie im Spiel verwendbar waren.

Da es allen unbekannt war, wie solch große Körpermasken wirken und wie man sich darunter fühlt, wurde dies in Hinblick auf das aufzuführende Stück erprobt. Dabei wurden Teile des Spiels innerlich vorweggenommen und später integriert. Die motorische Umsetzung erleichterte weitere Identifikation. So wurde die Auseinandersetzung mit den „Wilden Kerlen" über den Körper noch lebendiger und differenzierter.

Mit den Masken war ein neues, faszinierendes Element in die Szene gekommen. Sie regten die Darstellung unmittelbar an. Gang, Haltung und Gesichtsausdruck wurden dem vorgegebenen Charakter angepaßt. Die Bewegung des Körpers und des Gesichts – bei den Tanzpantomimen schon hinreichend geübt – konnte nun gewagter eingesetzt werden. Die Masken schützten und vergrößerten, waren Versteck und „narzißtische Verlängerung" (Peller 1969, S. 49) zugleich. Selbst einfache Bewegungen erschienen unter der Verkleidung wirkungsvoller und wurden von den Zuschauern staunend betrachtet und entsprechend zurückgemeldet. All dies, und nicht zuletzt die Verstärkerwirkung der Gruppe, ermutigte die Gehemmten.

Ein Schüler eroberte den Raum zunächst mit Ruderbewegungen. Er tastete sich langsam vor, ehe er mehr von seinem Körper einsetzte. Für einen anderen, der sich nur schlecht kontrollieren konnte, war die wilde Gebärde ein notwendiger Zwischenschritt, um später Selbstbeherrschung zu erlangen. Mit Erlaubnis durfte er schmieren, spritzen, brüllen, stampfen, trampeln und toben. Jeder konnte da beginnen, wo er gerade stand, und erlebte sich in einer neuen Rolle.

Wildheit hatte den Zwangscharakter verloren, und es eröffnete sich eine Möglichkeit spielerischen Umgangs. Das Finden neuen Ausdrucks war nun nicht mehr verbaut und wurde durch das gleichzeitige Suchen nach Lösungen der anderen Klassenkameraden angeregt.

Auch in den Masken brachten die Kinder deutlich ihr eigenes Selbst zum Ausdruck. Obwohl sehr viel zusammengearbeitet wurde, ähnelte keine Gestaltung der anderen. Jede war für sich originell und gab das Wesen, die innere Verfassung und Gestimmtheit des Erbauers deutlich wieder. „Reichtum" und „Armut" im Ausdruck waren die wesentlichsten Unterschiede. Die Skala reichte vom „leeren" Gesicht über die Prachtmasken bis hin zur lebendig expressiven Gestaltung. Durchweg wurde hier mehr „gewagt" als in den Zeichnungen.

Heinz, der als einziger die beiden Aspekte Wildheit und Schönheit im Prozeß des Maskenbaus integriert hatte, konnte sich auch am besten mit der Rolle des zur Mutter zurückkehrenden Max identifizieren. Die Tatsache, daß er sich bereits während der zielsicheren Umgestaltung der Maske krönte, empfinde ich als Hinweis auf ein schon zu diesem Zeitpunkt vorhandenes Streben nach der Max-Rolle. Mit der Umgestaltung hatte Heinz m.E. bereits zu diesem Zeitpunkt die „Wildheit" überwunden und konnte sich aus der Masse der „wilden Kerle" herausheben. Seine Maske, die eine der schönsten war, konnte er anderen abtreten.

Die Maske von Heinz stellt meiner Meinung nach einen Integrationsversuch beider Gesichter des Max dar: desjenigen, der sich von der Mutter abwendet und desjenigen, der zu ihr zurückkehrt. So wie die Maske durch Integration „reicher" geworden ist, erscheinen auch Menschen, die die dunklen Seiten ihrer Persönlichkeit nicht leugnen müssen. Einen Vorläufer solcher Synthese sehe ich in den „wilden Kerlen" Sendaks. Sie sind aus verschiedenen Tieraspekten zusammengesetzt.

7.2.3 Spiel

Ein Teil meiner Kinder kann sich oft nicht in soziale Situationen einpassen und muß dann aggressiv kompensieren. Aggressivität geht dann in das Selbstbild ein und bekommt dort ein Eigenleben, welches den vom Ich gesteuerten konstruktiven Umgang mit der Aggression behindert. „Wildheit" wird fälschlicherweise zu einem Wert erhoben. Mit ihm kann nach dem Motto „Wer ist der größte Raufbold und Störenfried?" rivalisiert werden. Wieder andere wissen ihre aggressiven Regungen nicht auszuleben, richten sie gegen sich selber und vermitteln den Eindruck eines gehemmten und depressiven Menschen. Ihre aggressive Persönlichkeitsseite ist abgedrängt. Lutz (1980) schreibt: „Das Böse wird zu einer Dimension der eigenen Psyche, die in ihrer schillernden Zwielichtigkeit ängstigt und damit zu einer Vielzahl von Abwehrmechanismen provoziert" (S.13).

Soll dieser Prozeß rückgängig gemacht werden, muß man mit seinen pädagogischen Bemühungen dort ansetzen, wo das Kind gerade steht. Es muß ein Rahmen gefunden werden, in welchen sich der Schüler in seinem augenblicklichen So-Sein einbringen kann.

Das bedeutete für mich: Akzeptieren der „Wildheit" meiner Kinder. Im Spiel wurde Entlastung geschaffen, die auch befriedigende Elemente beinhaltete. So konnte der undisziplinierten „Wildheit" die Schau gestohlen werden und über die Ansprache des Selbstwerts, Triebentlastung und Ich-Stärkung die Korrektur der Fehlentwicklung begonnen werden.

Auch Max hatte sich auf dem Bild an der Wand selber als „wilder Kerl" definiert. Über das Hören der Geschichte, die Zeichnung, den Maskenbau und schließlich das Spiel wurde zunehmend die Identifikation mit den verschiedenen Rollen geübt. Je mehr sich die Kinder mit Sendaks Geschichte auseinandersetzten, um so mehr entsprachen ihre Äußerungen den Intentionen des Autors. Auf diese Weise wurde eine „Neutralisierung" im Sinne Hartmanns (1972, S.225f.) begünstigt. Eine schrittweise Auseinandersetzung mit den eigenen destruktiven Impulsen konnte stattfinden.

In der Form, in der Sendak die Geschichte erzählt, zeigt er ein Problem aller Kinder auf. Dadurch wurde den besonders „wilden" der Sonderstatus genommen. Sie waren plötzlich nicht mehr allein, konnten sich angstfreier zu sich selbst bekennen und Möglichkeiten des Umgangs mit der „Wildheit" lernen. Hierfür gab Max ein Beispiel.

Für andere wiederum bedeutete die Erlaubnis zur „Wildheit" einen Abbau der Kontrollforderungen und ein Bekenntnis zur untergründig schwelenden Aggressivität. Im spielerischen Umgang konnte die sonst so gefährlich erscheinende Persönlichkeitsseite zugelassen werden. Dadurch, daß Teile des Selbst nicht mehr im sonst üblichen Maß abgespalten werden mußten, wurden Kontrollmechanismen gestärkt. Müller-Braunschweig (1974) führt aus:

Werden heftige Aggressionen verdrängt, bedeuten sie eine ständige Gefahr. Sie können in Belastungssituationen wieder durchbrechen und das Ich überschwemmen. Besteht allerdings die Möglichkeit zur spielerischen und kreativen Betätigung und ist diese mit der Gelegenheit zu symbiotischem und angstfreiem Ausdruck verbunden, so bedeutet dies eine Entschärfung der Situation (vgl. S. 620ff.).

Der vertraute Raum, die Requisiten, die Rahmenhandlung, die Gruppe und die teilweise präverbalen Formen der Aktion reduzierten Angst und vermittelten Sicherheit. Durch die freie Rollenwahl konnte jeder die ihm entsprechende aussuchen. Hier konnten frühe Erfahrungen wiederbelebt und neue Lösungen gesucht werden. Die Gruppe bot Anregungen, die gleich im Spiel umgesetzt werden konnten. Das zunächst schnelle Spiel in der 1.Szene zeigt deutlich, wie schwierig es war, mit den Kränkungen umzugehen, und wie so auch erst zögernd familiäre Wirklichkeit eingebracht wurde.

Die Auseinandersetzung mit dem Stück ist geprägt von der sozialen Herkunft meiner Schüler.

Sie entstammen sowohl Mittelschicht- als auch Unterschichtfamilien. Wie die sozialwissenschaftliche Forschung gezeigt hat, sind damit unterschiedliche Sozialisationsmuster verbunden. Oft bedingen ökonomische Zwänge die Erziehungspraktiken. So hat man herausgefunden, daß in der Unterschicht mehr geschlagen wird, ein geringeres Anspruchsniveau vorherrscht und auf Kleinigkeiten schneller reagiert wird als in der Mittelschicht. Die Erziehungspraktiken der Mittelschicht sind wirksamer. Das spontane Ausleben von Bedürfnissen ist in der Unterschicht die Regel (oft aus wirtschaftlichem Zwang heraus). So wird ein Unterschichtkind durch die elterlichen Erwartungen weniger überfordert, hat aber auch in einem geringeren Maße beständige Zuwendung zu erwarten. Schwierigkeiten der Eltern schlagen schneller durch. In der Mittelschicht geschieht vieles stärker kanalisiert. Das führt oft zu Konflikten, die nicht immer ausgetragen werden können. Verhält sich ein Kind nicht entsprechend den Erwartungen, findet es sich häufig abgelehnt und von Liebesentzug bedroht. Die Versorgung ist in der Regel sichergestellt, nicht jedoch, ob das Kind das bekommt, was es für seine Entwicklung gerade braucht (Leber 1976, vgl. z. B. Iben 1979).

Man muß annehmen, daß das Erleben der Eltern durch die Kinder sich entsprechend der verschiedenen Sozialisationsmuster unterscheidet. Das Ergebnis der Erziehungspraktiken sah ich auch in meiner Klasse. Einige Schüler konnten sich nicht beherrschen, weil sie es nicht gelernt hatten, und andere, weil sie sich trotzig gegen überstark empfundene Forderungen wehrten.

Trotz der unterschiedlichen Sozialisationen sprach das Thema der Geschichte alle an. Die Mutter, die das Kind hungrig ins Bett schickt, kann sowohl Ausdruck unberechenbarer Unzuverlässigkeit als auch einer stringenten Erziehungshaltung sein. In beiden Fällen erlebt das Kind erst einmal Wut. Wenn die Mutter bei Sendak Max das Essen hinstellt und sich somit als zuverlässig erweist, ist eine Erfahrung des Mittelschichtkindes und eine Hoffnung des Unterschichtkindes angesprochen. Auch wenn das Lösungsmuster nicht unbedingt der Unterschicht entspricht, bereitet die Durcharbeitung der Handlung auch diese Kinder darauf vor, mit kränkenden Situationen geschickter umzugehen.

Die unterschiedlichen psychosozialen Hintergründe der Schüler meiner Klasse erlebte ich als ausgesprochen anregend und förderlich für das Projekt. Das Zusammenspiel der unmittelbaren Spontaneität einiger Unterschichtkinder und das Durchhaltevermögen aus der Mittelschicht ergänzten sich in der Gruppe für alle gewinnbringend. Jeder konnte seine positiven Fähigkeiten einbringen und von denen der anderen profitieren. So wurde z. B. Ursel von Richards Leistungswillen gestützt, und auf ihn übertrug sich etwas von ihrer emotionalen Farbigkeit.

Obwohl die Geschichte mehrmals durchgegangen wurde, gelang zum Zeitpunkt des Spiels nur wenigen Kindern die Rückkehr zur Mutter. Die meisten blieben im Ansatz stecken. Aus späteren Reaktionen der Schüler weiß ich jedoch, daß die weitere Auseinandersetzung innerlich vollzogen wurde. So tauchten nach fast einem Jahr noch entsprechende Lösungsmuster in frei erfundenen Geschichten eines Schülers auf. Andere übertrugen die Szene auf den Lehrer.

Nicht unwesentlich war die Freude am Spiel, die Möglichkeit, sich als Gruppe herauszustellen und bewundert zu werden. Diesmal konnten die Kinder aus echten Leistungen narzißtischen Gewinn ziehen und waren nicht – wie sonst so oft – auf Größenphantasien und Angeberei angewiesen. Wie gut das den Kindern getan hat, verdeutlicht eine Szene mit einer Schülerin. Als ich im Schulhaus einige Kopien der Fotos vom Tanz und Spiel anbrachte, schmiegte sich das Mädchen an mich und meinte, daß dies gut sei, denn nun würden alle anderen Klassen die Z bewundern.

Das Vorspielen vor der Grundstufe und die Bilder hatten jedoch noch einen weiteren Aspekt. Die Dias maßen dem Tun der Kinder nicht nur Wert bei, sondern hatten auch in ihrer Unbestechlichkeit Rückmeldefunktion. Sie galten wie das Tonband als objektiv. Auf diesem Wege wurde der Narzißmus einer Umformung zugänglich. So beobachteten die Kinder ihre Gestik und Mimik genauer, lernten solche Signale besser wahrnehmen und kontrollierten sich und andere.

Einmal brachte ich auch ein Buch mit, in dem die enorme Arbeit in einem Theater – die der Schauspieler und die der Mitarbeiter hinter der Bühne – verständlich erklärt wurde. Die Schüler begriffen die große Anstrengung, die notwendig mit einer Aufführung verbunden ist, und daß auch bei professionellen Darstellern vor dem Erfolg der Schweiß steht. Durch solche Interventionen und Kritik wurde von meiner Seite einem selbstgefälligen Wir-Erleben entgegengewirkt. Dies half den Schülern, ihnen selbst unbekannte Fähigkeiten zu mobilisieren.

7.2.4 Reaktionen der Eltern

Das Stück war im 1. Teil eine Provokation, eine „Publikumsbeschimpfung" (Handke).[3] Einmal lud es die Eltern zur Identifikation mit Max ein und belebte frühere eigene Erfahrungen. Zum anderen konfrontierte die Geschichte das Publikum mit dem eigenen Erziehungsverhalten, welches womöglich nichts anderes als die Identifikation mit ihren eigenen Eltern darstellte. Es war eine Variablenkonstellation vorgegeben, die typisch für verunsichernde Situationen ist, die oft aggressiv bewältigt werden. Damit entsprach sie vielen Erziehungssituationen. Der Fortgang des Stücks führte jedoch über die Identifikation mit Max aus dem Dilemma.

Ich bemerkte deutlich, wie sehr der Schluß, Max' Rückkehr zur Mutter, die Anwesenden erleichterte. Was hätte es auch für die Angehörigen bedeutet, sich

---

[3] Von einer Bibliothekarin, die Elternarbeit im Kindergarten macht, weiß ich, daß sich viele Eltern mit dem „Grausamkeitsargument" gegen Sendaks Geschichte wenden und sie unter diesem Vorwand ablehnen.

gegen ein Stück zu wenden, welches für Wochen Lebensinhalt der Kinder war und weswegen sie gerne zur Schule kamen. Zudem war die Geschichte ja auch als „anerkannt wertvoll" vorgestellt worden.

Die liebevolle Vorbereitung, das Schreiben von Einladungen und Programmheften, das Bedienen beim Kaffeetrinken und die wochenlange Anstrengung der Kinder, welche der Diavortrag sichtbar machte, waren ein symbolisches Geschenk an die Eltern gewesen. Diese hatten mit den Kuchenspenden und ihrem zahlreichen Erscheinen auch ihren Teil zum guten Gelingen beigetragen. Damit verhielten sich die Eltern wie Sendaks Mutter in der letzten Szene. Manche Mütter hatten auch Kuchen geschickt, obwohl sie zum Zeitpunkt der Aufführung verhindert waren.

Alle diese Momente halfen, eine versöhnliche Atmosphäre und einen freundlichen Bezug zur Schule herzustellen. Die Eltern waren motivierter als sonst gewesen, in die Schule zu kommen – dies nicht zuletzt deswegen, weil sie positive Erwartungen hatten. Man darf nicht vergessen, daß die Eltern oft von den Lehrern Negatives über ihre Kinder mitgeteilt bekamen. Von daher wäre Vermeidungsverhalten naheliegend und verstehbar gewesen. Dieses Mal war es die Lehrerin, die sich wegen des Kuchens bei den Eltern bedankte. Die Rollen und die damit verbundenen Erwartungen hatten sich verändert.

Über das gemeinsame Kaffeetrinken und das Betrachten der Dias wurden Hemmungen abgebaut, und es waren auch persönliche Gespräche möglich. Ein Vater erzählte mir, was eine Behörde einmal alles mit ihm habe machen wollen. Ich hatte den Eindruck, daß mit dem Sehen der Geschichte bei ihm Ohnmachtsgefühle wiederbelebt worden waren.

Eltern, die sich bisher wenig für die Schule interessierten oder sich ablehnend verhielten, waren bereit, sich einzusetzen. Damit näherten auch sie sich der Schule und ihren Kindern wieder an. Ein Vater z.B. erbot sich, uns mit seinem Auto bei Klassenaktivitäten zu unterstützen. Eine Mutter, die an diesem Nachmittag anwesend war, rief mich einmal einfach an, um mit mir zu reden. Eine andere stellte ihre alte Kaffeemaschine der Klasse zur Verfügung und sammelte Materialien für den Kunstunterricht. Ich hatte den Eindruck, daß sich eine Menge gegenseitiger Angst an diesem Nachmittag abgebaut hatte.

In dem vorgestellten Unterrichtsprojekt sehe ich eine Form positiver Elternarbeit. Väter und Mütter konnten hier mit der Lehrerin solidarisch sein, ohne sich gegen die Kinder wenden zu müssen.

7.2.5 Zur Gruppe

Im gemeinsamen Tun und Phantasieren über die Bilder, die Masken, den Gehalt der Geschichte und das Ziel der Aufführung entstand Verbundenheit in der Klasse. Die Kinder hatten sich beim Tanzen aufeinander eingestellt und konnten nun besser miteinander umgehen. Sie hatten die Erfahrung gemacht, daß man gemeinsam eine Leistung vollbringen kann, zu der jeder für sich alleine nicht fähig gewesen wäre. Darauf konnten sie beim Spiel aufbauen. So waren die beiden Klassen zu jener Zeit zu einer geworden. Es hatten sich Freundschaften herangebildet, und einige arbeiteten sogar für die Schule nachmittags zusammen; z.B. trafen sich 4 Schüler – die Schüchternen der Klasse – außerhalb der Schulzeit und überraschten uns mit einem selbständig eingeübten Tanz. Auf den Fotos fiel mir auf, daß diese Schüler auch bei den Vorbereitungen des Stücks oft zusammengearbeitet hatten. Für einen von ihnen war das sehr wichtig. Er wollte immer beachtet werden und erzwang sich oft durch Weinen Aufmerksamkeit. Beim Tanz und Spiel hatte er reale Abfuhrmöglichkeiten gefunden. Er konnte sich nun engagieren und in der ersten Reihe mitspielen.

Das Theaterprojekt sprach alle an. Es gab eine gemeinsame „Mitte", und jeder hatte wichtige Aufgaben. Die Schüler konnten zusammenarbeiten, und jeder konnte seine besonderen Fähigkeiten einbringen. Damit ergänzten sie sich gegenseitig und wuchsen teilweise über sich selber hinaus; 2 Schüler übernahmen trotz ihrer Verhaltensauffälligkeiten wichtige Aufgaben und waren während des ganzen Jahres integriert. Der eine arbeitete in der Regie, der andere hatte eine wichtige Hauptrolle, brachte für das Spiel wichtige Dinge mit und zeigte dadurch Interesse und Engagement.

Der Zeitdruck und der unbedingte Wille der Kinder, gut zu sein, machte ein sachorientiertes Verhalten bei den Vorbereitungen des Elternnachmittags notwendig. Über das Erreichen des Arbeitsziels konnten wertvolle Verhaltensweisen eingeübt werden. Die Kinder hatten gelernt, über lange Zeit zu üben und auch in begrenzter Zeit ein akzeptiertes Ziel zu erreichen, indem sie kooperativ arbeiteten, gegenseitige Verantwortung zeigten und für innere Auseinandersetzungen offen waren. Sie hatten gelernt, sich selbständig mit einer neuen Aufgabe auseinanderzusetzen und sich dabei gegenseitig zu stützen. Die Klasse wußte als Gruppe ihr Arbeitsverhalten zu optimieren. Der Rahmen des Projekts gab dem einzelnen Gelegenheit, sich mit seinen primärnarzißtischen Defiziten ein Stück weit zu versöhnen und über identifikatorische Teilhabe am Gruppenergebnis sich Selbstwert zu verschaffen. In diesem Klima gelangen auch verbale Auseinandersetzungen. Der durch diese Intensivübung erreichte Zuwachs an sozialer Kompetenz bedeutete selbständigeren Umgang mit schwierigen Situationen.

Ich möchte dies an einem Beispiel erläutern: Die Klasse machte mich auf mein Schimpfen aufmerksam, nachdem sie mich in der Meckerstunde zunächst einmal gelobt hatte. Mir war mein Verhalten selber nicht so deutlich geworden. In der Folgezeit erhob sich immer dann ein warnender Finger, wenn meine Stimme lauter wurde. Die Art, wie die Klasse ihre Meinung vorbrachte und für die Einhaltung meiner Zusage sorgte, war wirksam, für mich annehmbar und nicht kränkend.

Später setzten sich Schüler auch in Form von Zeichnungen mit mir auseinander und benutzten dabei eine symbolische Ebene. So konnten sie sich entlasten.

Die Arbeit des Schülers B möchte ich als ein Beispiel für eine neue Form der Auseinandersetzung im Klassenzimmer vorstellen.

In seinen Arbeiten war eine Wiederholung bestimmter Merkmale über einen auffallend langen Zeitraum zu erkennen. Als ich ihn erstmalig beiläufig darauf ansprach, fühlte er sich verletzt. Ich kann nur vermuten, daß sich hinter den angesprochenen Merkmalen latent ein unverarbeiteter Konflikt versteckte. Der Schüler wurde mißmutig, wollte gar nicht mehr zeichnen, drehte schließlich das Blatt um und setzte nun seinen „Groll" symbolisch um. Ich blieb in seiner Nähe. Es entstand die nachfolgend abgebildete „meckernde Bergziege" (Original farbig), und der Schüler fragte sich laut, ob das nun sein kleines Geschwister sei oder die Lehrerin. Zum Schluß entschied er sich für die Lehrerin und fügte hinzu: „... und schauen Sie, die roten Backen und den Magen – wenn sie sich aufregen ...".

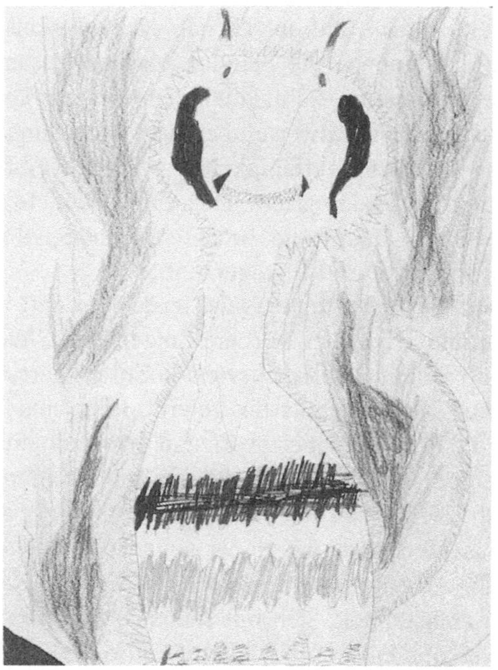

Als ich zu einem späteren Zeitpunkt wieder die Leitung der Klasse übernahm, hatte ich die Schüler für ihr Empfinden verlassen und enttäuscht gehabt. Sie konnten mit der Kränkung umgehen, indem sie sich mir gegenüber in Paaren und in kleinen Gruppen zusammentaten, und brauchten sich so nicht zu vereinzeln. Dies drückte sich z. B. in der selbstgewählten Sitzordnung aus.

Wie wichtig die „Wilden Kerle" für die Klasse Z waren, ist vielleicht auch an folgenden Begebenheiten zu sehen: 2 Schüler legten aus eigenem Antrieb ein Klassenalbum an. Das Bühnenbild auf der Wandtafel blieb fast ein ganzes Jahr unversehrt stehen. Keiner wischte oder übermalte etwas. Der schöne Wald wurde auch von den anderen Klassen respektiert. Die Tafel löschten wir erst für die Bühnendekoration eines anderen Theaterstücks.

8 Einige ergänzende Überlegungen zur Methodik und Didaktik von Spielprojekten im Kunstunterricht

Bei der Planung des Unterrichts habe ich die Besonderheiten des Ausdrucksverhaltens lernbehinderter Schüler in Spiel und Gestaltung zu berücksichtigen. Wir haben es mit Kindern zu tun, deren motorische, sprachliche, soziale, geistige und seelische Fähigkeiten – insbesondere aber das Selbstwerterleben – beeinträchtigt sein können. Erfahrungsgemäß sind Zeit- und Raumbegriffe, Wahrnehmungs- und Konzentrationsfähigkeit sowie Aufnahme- und Reaktionsbereitschaft geschwächt. So muß der Lehrer mit einem nicht altersentsprechenden Spielverhalten rechnen. Es ist gekennzeichnet von undifferenzierter Auffassung, Vorstellungsarmut, Aktivitätshemmungen, fehlender Spontaneität und Originalität, einer geminderten Durchhaltekraft, Beeinträchtigung der Selbständigkeit und herabgesetzter Rollenspielfähigkeit.

In den Zeichnungen finden sich oft Darstellungsformen früherer Entwicklungsstadien, wie Kritzelreste, frühe Schemabildungen usw. (Navratil 1976; H. G. Richter 1977, S. 49). Persönliche Konflikte verhindern häufig die Annahme der Problemstellung.

Will der Lehrer seine Schüler mit dem Unterrichtsangebot erreichen, muß er dort ansetzen, wo sie hinsichtlich ihrer kognitiven, motorischen, sozialen und psychischen Fähigkeiten gerade stehen (vgl. auch Neidhardt 1977, S. 72). Gleichzeitig darf die Aufgabenstellung den Schüler nicht auf seinem Niveau festhalten, sondern sollte Raum geben für eigenes Ausprobieren. Die Anforderungen sollten so gewählt sein, daß sowohl das Entwicklungsalter des Kindes angesprochen wird als auch die tatsächliche Altersstufe. Um dies zu erreichen, hat es sich als günstig erwiesen, Aufgabestellungen zu finden, die sich in Teilschritte auflösen lassen, aber auch für Schüler erkennbar in einen übergeordneten Zusammenhang einmünden. Ein solches Vorgehen reduziert den Schwierigkeitsgrad, erlaubt nötigenfalls den Einschub von übenden Unterrichtssequenzen, schafft aber andererseits ein Arbeitsergebnis, welches altersgemäß anmutet und so die Identifikation mit ihm erlaubt. Hierdurch werden Grundleistungen geübt, Anreize für schwierige Aufgaben geschaffen sowie Selbstvertrauen und Selbstwert gestärkt. Als allgemeine Regel für die Strukturierung von Aufgaben schlägt Richter (1977) vor:

> ... vom Diffusen zum Strukturierten, vom Dezentralisierten zum Zentralisierten, von egozentrierten, regressiven Materialien und Operationen wie Wasser, Erde, Matschen (vgl. Balint 1972, S. 99 ff.) zu darstellenden Handlungen, von imitierenden und abstahierenden Vorgängen (vgl. Dave 1968), von Einzelspielen zu kooperierenden Spielen (vgl. Flitner

1974, S. 85), vom destruktiven zum konstruktiven Probieren (vgl. Stern 1971, S. 275 ff.), von der zufälligen zur repräsentativen Symbolik, vom symbolischen Denken in seiner frühen Form zur Integration der symbolischen Aktivitäten in die Intelligenz (vgl. Piaget 1969), von der Vorlogik zur Logik (S. 60).

Ein besonderes Gewicht auf personen- und gruppenspezifisches Vorgehen in aktionsorientierten Projekten legen auch Theunissen et al. (1980).

Von ähnlichen Überlegungen geleitet, stellte ich in einer früheren Arbeit[1] die Planung von Spielen vor. Die Konzeption entspricht der des Unterrichtsprojekts. Ich übernehme in leicht abgewandelter Form einige Auszüge:

Die Entwicklung allgemeiner Fähigkeiten zum Spiel unterliegt einem Werdegang. Für die Spielpraxis bedeutet dies sinnvolles Abgrenzen innerhalb der Spielformen und -inhalte sowie schrittweises Vorgehen vom Einfachen zum Komplexen.

Darstellungsspiel erwächst bei nur langsamer Steigerung der Schwierigkeitsgrade und laufender Übung. Der Weg führt von stark gebundenen und akzentuierten Formen zu freieren Kombinationen mit weitgehend selbstbestimmten Inhalten und Regeln.

Einfache, oft geübte Formen lassen sich in Variationen organisch weiterentwickeln. Einfachste Handlungen und Motive können in andere Spielverhalten wieder eingebaut werden. So werden Erfahrungen verfügbar gemacht, geübt und in neuen Zusammenhängen erfahren. Das sich allmählich vergrößernde Können und Handlungsrepertoire bildet die Voraussetzung und Basis differenzierterer, freier Spielabläufe, die auch stufenweise aufgebaut werden müssen. Damit die Kinder im Spiel vielfältige, zu neuen Einsichten führende Erfahrungen machen können, muß sich dieses prozeßhaft und weitgehend eigengesetzlich entwickeln.

Methodischer Aufbau, Gestaltung und Ausgang dürfen einerseits nicht starr festgelegt werden, andererseits ergeben sich Grenzen aus den kindlichen Möglichkeiten. Am günstigsten erweist sich die Fixierung einer Rahmenvorstellung, innerhalb der sich das Geschehen in einem ständigen Wechsel von Spiel- und Reflexionsphasen entwickelt und differenziert. Teilabschnitte sind für die Schüler überschaubar und stellen ein erreichbares Ziel dar.

Ausgehend von Medien improvisieren wir gemeinsam einen Spielplan oder füllen eine vorgegebene inhaltliche Idee mit konkreten Details. Zunächst werden Vorschläge aus möglichst vielen Bereichen gesammelt. Anschließend werden Inhalt, Regel, Spielort und Rollen näher bestimmt. Die Gesamtvorstellung wird im Sinne einer „dramatischen Aufbereitung" (Haven 1970) so farbig durchgearbeitet, daß das Umsetzen in Darstellung unmittelbar reizt. Jedes Kind muß eine sichere Vorstellung von der Situation und dem Handlungsablauf besitzen. Durch eine solche Vorbereitung wachsen die Kinder unbemerkt in das Spiel hinein, so daß Planungs- und Spielphase organisch ineinander übergehen. Beim Spiel darf frei und spontan gesprochen und gehandelt werden. In den Reflexionsphasen wird das Gespielte durchdacht, weiter ausgebaut und ggf. in veränderter Form wiederholt.

Der Lehrer als Spielleiter

Meine Aufgabe als Lehrer besteht darin, das gesamte Spiel und die Fähigkeiten der Kinder durch „direkte und indirekte Spielführung" zu stützen (vgl. Hetzer 1959).

„Indirekte Spielführung" bedeutet im wesentlichen Schaffung einer spielanregenden Atmosphäre, Umsetzung kindlicher Bedürfnisse in adäquate Spielformen, Bereithalten entsprechender Erfahrungsgegenstände und Hilfsmittel, Geben von Informationen, Hilfe beim Planen und der Übernahme von Aufgaben.

---

[1] *Darstellendes Spiel in der Grundstufe einer Schule für Lernbehinderte*, Hausarbeit zur II. Staatsprüfung für die Lehrbefähigung für Kunsterziehung 1974.

„Direkte Spielführung" wird notwendig beim Spiel selbst. Ich muß ständig die Spielsituation beobachten und mitdenken, um an der richtigen Stelle die notwendigen Spiel- und Erziehungshilfen zu geben.

Ich ermutige gehemmte Kinder und verschaffe ihnen Gelegenheit, sich zu äußern („Hilfs-Ich-Funktion"). Kritik äußere ich nur über das Spielgeschehen.

Sehr wichtig ist, daß man versucht, das kindliche Denken nachzuvollziehen, und die Einfälle der Schüler ernst nimmt. Ein Vertrauensverhältnis zwischen Schüler und Lehrer ist unbedingt notwendig.

Man kommt am besten in einer gelockerten, nicht auf Konkurrenz angelegten Atmosphäre mit den Kindern ins Spiel. Wir sitzen meist auf dem Boden oder bilden mit den Stühlen einen Kreis. Der emotionale Reiz und die Spiellust sind Ursache und Wirkung für die Bereitschaft und Fähigkeit zum Spiel. Nicht nur die Spielidee und der richtige Einsatz der Spielmittel helfen Atmosphäre und Laune zu schaffen, sondern auch die Umgebung, der Umgangston und die Art und Weise, wie gespielt wird.

Spielanregungen

Um die Phantasie anzuregen, darf weder Reizüberflutung noch -armut vorliegen. Materialien sollen mobil und möglichst vielseitig verwendbar sein.

Die Situationen sollten altersentsprechend sein und konkrete Inhalte haben. Man muß Individualität, Motive, Interessen der Kinder berücksichtigen und an die alltäglichen Erfahrungsbereiche anknüpfen. Die Darstellung märchenhafter, abenteuerlicher Themen bzw. die phantastische Verknüpfung und verdeckte Darstellung des Alltäglichen sind am beliebtesten, weil sie inhaltlich nicht begrenzt sind und nichts falsch gemacht werden kann.

Rollenverteilung

Jeder, auch der Unbeholfenste, erhält eine ihm angemessene Aufgabe. Das Kind muß eine Beziehung zu ihr haben und damit das Gefühl, gebraucht zu werden.

Ich lasse die Kinder ihre Rollen beim Planen meist selber finden, um so Selbsteinschätzung und Initiative zu fördern. Im Einzelfall muß ich korrigieren, um personenbedingte Schwierigkeiten zu vermeiden. Ich achte darauf, daß zunächst spielgewandte Kinder die tragenden Rollen übernehmen. Sprachlich unbeholfene und gehemmte mimen Gegenstände oder erhalten im Falle einer Spielteilung die unschärfer definierten Rollen zweiten Ranges.

Kinder lernen von ihren Mitschülern. Nach einer längeren Zeit bitte ich den dominanteren Schüler, dem Schwächeren Gelegenheit zur Fortsetzung seiner Rolle zu geben.

Regelhaftigkeit

Das Binden an Regeln ist Grundbedingung, damit das Spiel nicht zur Spielerei ausartet und ein negatives Erlebnis wird. Wenige, dafür aber klar und eindeutig formulierte Instruktionen helfen, Disziplin zu wahren, schalten irrelevante Reizmöglichkeiten aus und eröffnen einen sinnvollen Gestaltungsfreiraum. Die Regeln binden und befreien zugleich.

Variationen zur Erschließung neuer Reizmöglichkeiten erfolgen erst allmählich, wenn gewisse Handlungsformen beherrscht werden. Ein zu schneller Wechsel würde irritieren. Später sollen innerhalb freierer Spielgestaltung die Regeln in immer stärkerem Maße selbst gefunden werden. Die Forderungen werden akzeptiert, wenn sie den Kindern einsichtig erscheinen. Sie müssen auch revidiert werden können. Am günstigsten ist es, wenn sie sich direkt aus dem Spiel oder den spezifischen Gesetzmäßigkeiten der Medien ableiten.

Vorspielen

Die Erfahrung zeigt, daß das Ziel der Vorführung einer gemeinsam erarbeiteten szenischen Darstellung stark motiviert und Kooperation und Solidarität am besten vermitteln kann. Vorspielen kann auch positiven Bezug zu anderen Klassen und Gruppen herstellen. Es zeigt sich immer wieder, wie notwendig die Anerkennung wichtiger Personen für das Kind ist (z.B. Eltern, Rektor, Klassenlehrer, Hausmeister, größere Kinder). Deshalb gebe ich meinen Schülern auch Fotos von den Spielen mit nach Hause oder hänge sie im Schulhaus auf.

Spielschwierigkeiten

Gerade das behinderte Kind hat zu Anfang meist Angst vor der Gruppe und Hemmungen beim Sichäußern. Man muß es stufenweise ermutigen, ihm immer wieder zeigen, was es kann, um langsam seine Furcht abzubauen, sein Selbstwertgefühl zu heben und Mut zur Selbstdarstellung anzuregen.

Grundsätzliche Hilfen zur Überwindung von Spielschwierigkeiten können sein:
- persönliche Zuwendung des Lehrers und Formen des An- und Mitspielens,
- Sicherheit in der Rolle,
- Verfremdung von Sprache und Bewegung,
- gemeinsames Tun und chorisches Sprechen,
- Spielen aus dem Versteck und Handeln über Medien.

Im Unterrichtsprojekt ist im besonderen Maße die Möglichkeit gegeben, ein Thema von verschiedenen Seiten her aufzurollen und so wiederholtes Durcharbeiten eines bestimmten Anliegens zu fördern, ohne daß dies langweilig für die Schüler werden muß. Ich denke hier besonders an den zentralen Konflikt von Max, der jeden Schüler anspricht und über Hören und Geschichte, Zeichnung, Masken und Spiel bearbeitet werden konnte.

Wenn ein Unterrichtsprojekt gut läuft, ist eine Situation geschaffen, die offen ist, bewußte und unbewußte Intentionen in die Situation einzubringen. Das Gefühl bei den Schülern, selber mitgestalten zu können, fördert die Eigeninitiative. Die Teilhabe an einer „dichten" Gruppenatmosphäre, die sich nach meinen Erfahrungen bei Theaterprojekten immer eingestellt hat, schafft arbeitsfördernde Spannung. In einem solchen Klima absorbieren die Handlungen und die Aufgabe die gesamte Aufmerksamkeit der Schüler. Es wird nicht mehr geträumt und gestört; es wird gehandelt. Inhalte werden durchgearbeitet und in Motorik umgesetzt. So gesehen werden Spiel, Zeichnung und Requisiten zum Ausdrucksmittel, das einen Stellenwert vergleichbar der freien Assoziation in der Psychoanalyse einnimmt (vgl. Neidhardt 1977, S.71).

8.1 Die „verstehenden" Möglichkeiten des Lehrers

Über die Verfolgung des Unterrichtsgeschehens und über den Ausdruck kreativer Produkte vermitteln sich vorbewußt Eindrücke, die der für symbolischen Ausdruck sensibilisierte Kunsterzieher versuchen sollte, intuitiv Stück für Stück nachzuvollziehen. Auf diese Weise bekommt er von Szene zu Szene einen schärferen Eindruck von unbewußten Prozessen in der Gruppe und beim einzelnen. Er muß sich dabei auf die Regressionsstufe des Lernenden begeben können, ohne dabei den Unterricht aus dem Blickfeld zu verlieren. Dem Lehrer, der selber künstlerisch arbeitet und Freude am darstellenden Spiel hat, ist es über teilnehmende Beobachtung möglich, sich in Vorgänge im Kind einzufühlen. Im Falle von Zeichnung, Maske und Fotos etc. handelt es sich um etwas Bleibendes und kann losgelöst von der konkreten Situation unbefangener betrachtet und im Einzelfall ausgewertet werden. Durch eine nachträgliche Analyse läßt sich die Problematik der Schüler im Zusammenhang mit dem Verhalten des Kindes, seiner Anamnese und den Informationen der Eltern tiefer verstehen. Das hilft, für die Übertragungssituation sensibler zu werden.

8.2 Handhabung der Übertragung durch den Lehrer

Für die Handhabung der Übertragung erscheinen mir einige Regeln wichtig, die auch der Lehrer anwenden kann.

Hat der Schüler über sachliche Dinge des Unterrichts „eine reale Beziehung zum Therapeuten [hier: Lehrer] aufgenommen, kann er auch Übertragungsreaktionen zulassen und ein Arbeitsbündnis eingehen" (Müller-Pozzi 1980, S. 345).

Gerade in der Zeit, in der sich eine Beziehung einstellt, empfiehlt es sich nach meiner Erfahrung, etwas konsequenter als sonst einen Rahmen für den Unterricht zu schaffen. Auf der anderen Seite muß dem Schüler aber deutlich werden, daß der Lehrer auch zu persönlicher Auseinandersetzung bereit ist. Der Rahmen schafft gleichzeitig Sicherheit und ein Feld der Auseinandersetzung. Der Konflikt kann entschärft werden, indem die Kinder – so sie dazu in der Lage sind – bei der Aufstellung der Regeln beteiligt werden. Im Ringen um die Einhaltung der Grenzen sind manche Schüler erst einmal überfordert, denn einige kennen aus dem Elternhaus keine wohlwollend konsequente Erzieherhaltung. Es werden allmählich Situationen aus dem Leben der Kinder wiederbelebt. Der Lehrer fühlt sich nun öfters in die Rolle eines anderen gedrängt. In dieser Situation einmal die Haltung des Schülers zu verstehen, dies ihm deutlich zu machen und andererseits – aber im Dienste der Sache – maßlose und ungeeignete Forderungen zurückzuweisen, ist die eigentliche therapeutische Möglichkeit des Lehrers (vgl. Reiser 1972, S. 59). Findet er hier das rechte Maß und eine für den Schüler akzeptable Form der Zurückweisung, sind Wachstumsimpulse für das Ich gesetzt. Ein solches Vorgehen wird im Kunstunterricht erleichtert, da die Schüler gleichzeitig in der kreativen Gestaltung Entlastung und Stabilisierung zu finden vermögen (vgl. Kramer 1978). Eine transparente Lehrerhaltung, die Engagement für den Schüler als Person erkennen läßt, macht den Lehrer zu einem Verbündeten. Er wird zum Hilfs-Ich bei der Ausformung von Verhalten an der Realität. In der Übertragung geht es oft darum, ob der Lehrer in der Lage ist, seine wohlmeinende Rolle durchzuhalten. Ein Schüler, der seine Bezugsperson immer als tatsächlich oder vermeintlich schwach erlebt hat, wird diese Eigenschaften auch beim Lehrer suchen und solange mit ihm kämpfen, bis er, der Schüler, vom Gegenteil überzeugt ist. In jedem Fall ist es hilfreich, wenn der Lehrer rechtzeitig gefühlsmäßig die Absicht des Kindes erkennt und durch eine Kontrolle der Gegenübertragung durchkreuzt (vgl. Reiser 1972, S. 60). Der Kampf des Schülers kann alle seine Kräfte absorbieren. Ist die Auseinandersetzung durchgestanden, sind Energien frei, die zur konstruktiven und kreativen Realitätsbewältigung eingesetzt werden können.

Die Auseinandersetzung des Schülers mit dem Lehrer ist oft langwierig. Glaubt man sie durchgestanden zu haben, genügen oft nur unerwartete Frustrationen, z. B. im Elternhaus, um das alte Verhalten wieder aufleben zu lassen. Ich finde es erforderlich, daß der Lehrer sein Verhalten, auch wenn er enttäuscht wird, so klar gestaltet, daß die Kinder eine Erwartungshaltung ausprägen können. Das erzeugt Sicherheit und beugt fehlgeleiteten Erwartungen vor. Dies schreibt sich jedoch leichter, als es umgesetzt werden kann.

Mit Neidhardt (1977) meine ich, daß der Lehrer im Umgang mit übertriebenen Ansprüchen und nachträglicher Situationsanalyse einzelner Szenen seine therapeutischen Grenzen im regulären Schulunterricht gefunden hat. Neidhardt schreibt:

> Die Vielzahl der Kinder in einer Klasse und die Aufgabe des Unterrichts als Zuwendung zur äußeren Realität verhindern meist eine intensive und systematische Verfolgung unbewußter Beziehungssituationen, um bis zu realen oder phantasierten Originalvorfällen im Leben der Kinder vorzustoßen, wie das in einer psychoanalytischen Behandlung möglich ist. Weiterhin ist die Grenze im Verstehen der eigenen Handlungen bei den jeweiligen Lehrern verschieden tief vorverlegt (S. 66).

Abgesehen von Neidhardts zwingenden Gründen und der Tatsache, daß ich als Lehrerin nicht dazu ausgebildet bin, halte ich Deutungen im regulären Unterricht nicht für angebracht. Einmal steht im Vordergrund des Geschehens der Unterricht, eine Vermittlung von Fähigkeiten, Fertigkeiten und Wissen. Die Schule zählt dies – auch im Bewußtsein der Eltern und Kinder – zu ihren Hauptaufgaben. Damit ist die Klasse eine allozentrierte Gruppe. Eine Verstrikkung in tiefenpsychologische Deutungen würde das Vertrauensverhältnis zwischen Schüler, Eltern und Lehrer stören. Schließlich hat der Lehrer ja auch keinen entsprechenden Auftrag. So sollte er sich m. E. darauf beschränken, Motivationen zu klären, wo der Eindruck entsteht, sie stünden dem Lerngeschehen im Wege (vgl. Battegay 1979, S. 174), und ein Milieu zu schaffen, in dem die heilende Wirkung kreativer Betätigung sich entfalten kann.

8.3 Pädagogisch-therapeutische Unterrichtsprojekte im Kunstunterricht

Will man ein pädagogisch-therapeutisches Unterrichtsprojekt in der Schule als Lehrer durchführen, so muß man abklären, inwieweit die „gesellschaftliche Institution Schule" hierfür Raum gibt.

8.3.1 Dienstrecht

Für den Lehrer verbindlich sind die Rahmenrichtlinien. Sie sprechen in Hessen für die Schule für Lernbehinderte im Unterrichtsfach Kunst von Selbsterfahrung und Selbstfindung als einer notwendigen Voraussetzung für die bewußte und kritische Auseinandersetzung mit der Umwelt. Im bildnerisch-werkhaften Handeln sehen sie die Möglichkeit der Entlastung von Ängsten und Förderung von Vertrauen in die eigenen Fähigkeiten. In der Handhabung von Materialien, der Sprache, der Bewegung und der Musik erkennen die Richtlinien eine Unterstützung des pädagogischen Anliegens. Die Wahl der Themen und der Unterrichtsgestaltung ist dem Lehrer weitgehend freigestellt. Der Plan von Themen und Techniken wird ausdrücklich als „Auswahlplan, der keinen Anspruch auf Vollständigkeit erhebt" bezeichnet. Die Planungen des Lehrers sollen den jeweiligen Fähigkeiten der Schüler angepaßt werden. Ausdrücklich wird auf die Möglichkeit hingewiesen, fächerübergreifende Projekte anzubieten (Hessischer Kultusminister 1978, S. 2).

8.3.2 Pädagogik

Nicht ganz so einfach wie die Integrierung des Projekts in die dienstrechtlichen Vorschriften ist die Umsetzung psychoanalytischen Wissens in der Schule. Hier hat der interessierte Lehrer erst einmal Pionierarbeit zu leisten.

Kunstdidaktik

Diesen Pionieraspekt betont auch Theunissen (1980), wenn er vom Kunstunterricht spricht. Von der Ausbildung her (besonders in der 2. Phase) ist der Kunsterzieher überwiegend auf Konzepte des „wissenschaftlichen Kunstunterrichts" oder der „visuellen Kommunikation" festgelegt. Beide Konzepte betonen in ihren Überlegungen die kognitive Verarbeitung und Verbalisierung ästhetischer Informationen. Die einen nehmen Bezug auf formalästhetische Strukturprobleme in der bildenden Kunst, die anderen wollen sämtliche visuellen Objekte gesellschaftskritisch betrachten, wobei sie auf Herstellungsbedingungen und Funktionen abheben (vgl. Theunissen 1980, S. 62). Für beide didaktische Schulrichtungen sieht es Theunissen als typisch an, daß sie sich vorwiegend auf kognitive Momente beziehen, situationsbezogenes Lernen ausklammern, das Subjekt ignorieren und sich an geschlossenen Curricula orientieren. Diese Konzepte müssen aufgrund der oft defizitären Sozialisation von Lernbehinderten – insbesondere im sprachlichen Bereich – als nicht ausreichend angesehen werden. Bei den gängigen Didaktiken sieht Theunissen die Chancen des Kunstunterrichts nicht genutzt. Er schreibt:

> Gerade eine Unterweisung im ästhetischen Bereich bietet im Gegensatz zu den meisten anderen Unterrichtsfächern geeignete Möglichkeiten, Inhalte und Verfahren zu berücksichtigen, die an sensomotorischen Erfahrungen, nonverbalen Kommunikationsprozessen und symbolischen Repräsentationen anknüpfen, um Entwicklungs- und Lerndefizite auszugleichen. Dazu bietet sich ein ganzer Komplex von (Freizeit)aktivitäten, ästhetischen Unternehmungen, (Spiel)aktionen und Projekten, Kommunikations-, Interaktions- oder Kompensationsspielen an, die in die ontogenetische Vergangenheit der Schüler zurückreichen und darauf abzielen, ästhetische Erfahrungen durch prozeßorientiertes (situations- und schülerbezogenes) Handeln zu fördern. Im Mittelpunkt solcher Unternehmungen, die sich am ehesten in offenen Curricula realisieren lassen, stehen sog. Prozeßziele, die sich nicht – wie die Lehr- oder Lernziele – auf die Lösung bildnerischer Probleme bzw. auf die Erarbeitung eines ästhetischen Stoffes beziehen, sondern vielmehr auf die Gewinnung von identitätsfördernden Qualifikationen, wie Selbstvertrauen, Selbstsicherheit, Gemeinschaftsgefühl, Sozialinteresse, soziale Verantwortung, soziales Engagement, Kooperation, Rücksichtnahme, flexibles Rollenverhalten, Einfühlungsvermögen, Frustrationstoleranz u. a. m. (S. 61).

Ich stimme mit Theunissen darin überein, daß erst nach dem Ausgleich von Defiziten und einer Stärkung von Ich-Leistungen bei lernbehinderten Kindern es sehr oft überhaupt erst möglich ist, Problembewußtsein anzubahnen (S. 65).

Psychoanalytische Heilpädagogik

Die Psychoanalyse hat sich seit ihrer Vertreibung aus Nazi-Deutschland auf ihre medizinisch-therapeutischen Anwendungen zurückgezogen. Eine Integration von Psychoanalyse und Pädagogik ist bis heute nicht geleistet worden (vgl. Körner 1980, S. 779). Publikationen, die Bezug zum therapeutischen Umgang mit kreativen Mitteln haben, lassen sich v. a. in der Literatur der Kinderpsychoanalyse und -therapie finden. Diese Darstellungen müssen vom Lehrer als Ausfluß einer „Luxussituation" erlebt werden (vgl. z. B. Lutz 1980; Rambert 1977; Koppitz 1972; Kramer 1978; Wörner 1977; Neidhardt 1977). Immer sind es hochgeschulte Fachkräfte, die nur mit einigen wenigen, nach therapeutischen Gesichtspunkten ausgesuchten Kindern arbeiten. Die Autoren waren an kein Curriculum gebunden und standen nicht im Spannungsfeld zwischen Eltern, Schülern, Schulverwaltung, Kollegen und öffentlicher Meinung wie der Lehrer an einer staatlichen Schule. Der Sonderschullehrer kann im äußersten Fall ein therapeutisches Milieu anbieten und selektiv therapeutisch intervenieren. Für eine kontinuierliche Beobachtung der Übertragung etc. reicht seine Informationskapazität nicht aus. Oft ist er schon mit seiner Lehrverpflichtung von 27 Wochenstunden, einer Klassenstärke von ca. 17 Schülern (Höchstzahl 20), mit Einsatz in mehreren Klassen, seiner Verantwortung für die Einhaltung von Lehrplänen und Disziplin mehr als ausgelastet. Zudem ist Kontinuität im Unterricht über mehrere Jahre meist nicht gewährleistet.

Der Lehrer, der trotz dieser Belastung seinen Unterricht im Sinne des besprochenen Projekts gestalten möchte, steht oft erst einmal alleine im Kreise seiner Kollegen. Die universitäre Ausbildung von Lehrern wird hierzulande – von einigen Ausnahmen abgesehen – von einer Psychologie bestimmt, die sich als exakte Wissenschaft versteht. Die Folgen sieht Füchtner (1978) m.E. richtig, wenn er schreibt:

> Anstelle eines kritisch-hermeneutischen Begreifens dessen, was konkrete Individuen in bestimmten Situationen bewußt und unbewußt tun, tritt die Beschäftigung mit abstrakten Funktionen, Motivationen, Intelligenz, Kreativität usw., denn nicht den „Entwicklungs- und Lebensnotwendigkeiten des Kindes" oder aller am Lehr-Lernprozeß Beteiligten, sondern der „Optimalisierung" des Erziehungsgeschehens gilt das Interesse der pädagogischen Psychologen (S. 203).

Vor diesem Hintergrund kann ich mich in einen ausschließlich der Verhaltensmodifikation verpflichteten Kollegen einfühlen, der sich darüber wundert, daß die Kinder nach längerem pädagogisch-therapeutischen Unterricht noch immer „wild" sind. Man müßte darauf hinweisen, daß die „Wildheit" eine andere geworden ist und der therapeutische Effekt im gemäßeren Umgang mit aggressiven Strebungen zu sehen ist. Ob man jedoch verstanden würde, ist offen.

Schlußbemerkungen

In einem Gespräch über diese Arbeit tauchte die Frage auf, ob ich den Unterrichtsablauf vielleicht etwas idealisiert dargestellt haben könnte. Ich war verwundert über diese Anmerkung, denn ich hatte mir alle erdenkliche Mühe gegeben, den tatsächlichen Vorgang ohne jede Beschönigung wiederzugeben.

Als ich die Arbeit daraufhin noch einmal durchsah, wurde mir deutlich, wodurch der fälschliche Eindruck entstanden sein könnte. Das Unterrichtsprojekt „Die wilden Kerle" war einmal das Ergebnis einer insgesamt einjährigen intensiven Bemühung, aus einem „Haufen wilder Kerle", der Klasse Z, eine lernfähige Gruppe zu machen. Wie steinig der Weg dorthin war, ist nicht geschildert worden. Es ist auch nicht gesagt worden, wie viel Anstrengung es jeden einzelnen Schüler gekostet hat, die am Elternnachmittag gezeigte Leistung zu erbringen. Auf diese Dinge war es mir beim Schreiben der Arbeit auch nicht angekommen. Ich wollte vielmehr zeigen, zu welchen Leistungen lernbehinderte Schüler trotz all ihrer Schwierigkeiten bei entsprechender Vorbereitung unter bestimmten Randbedingungen fähig sein können.

Daß meine Schüler die gezeigte Leistung erbringen konnten, sehe ich nicht unabhängig von den Möglichkeiten der psychischen Entlastung im Bewegungsausdruck beim Tanz, vom Angebot zur kreativen Gestaltung im Kunstunterricht und der Aufforderung zur verbalen Auseinandersetzung mit Lehrer und Mitschülern in der Meckerstunde gleichermaßen.

Das alles waren sicherlich wichtige Voraussetzungen für das Gelingen des Unterrichtsprojekts; es ist aber noch nicht die Ursache für das Engagement der Klasse bei den Vorbereitungen und dem Elternnachmittag selber.

Den Grund sehe ich in der Ansprache unterschwellig vorhandener Schwierigkeiten der Schüler im Umgang mit den Eltern und Lehrern. Daß diese Auseinandersetzung in vivo auf einer symbolischen Ebene ermöglicht wurde – zudem unter dem Schutz der Lehrerin – schaffte eine erwartungsvolle Spannung. So entstand durch das Thema, das alle ansprach, eine gemeinsame Mitte. Über den kurzen Zeitraum war es den Schülern möglich, sich aufgrund des inneren (persönliche Probleme mit den Eltern und anderen Autoritäten) und äußeren Drucks (der kurz bevorstehende Elternnachmittag) die eigenen Schwierigkeiten, die sonst am Lernen hinderten, „auszublenden" und sich voll und ganz der Inszenierung des Spiels hinzugeben.

Unter den angeführten Bedingungen konnten die Schüler m. E. über ihre eigene Leistungsfähigkeit hinauswachsen, wenn auch nur für einen kurzen Zeitraum. Daß sie hierbei Wichtiges, wie Engagement, selbständiges Handeln und Planen, Durchhaltevermögen, Hingabe, Kreativität, Auftreten und anderes mehr haben erleben können, war pädagogische Absicht. Sie war wirksam, weil sie den Kindern nicht bewußt wurde. Dennoch konnten sie nachher mit vollem Recht stolz auf ihre Leistung sein. Daß sie Anerkennung von allen Seiten erhielten, stärkte das Selbstvertrauen.

Literatur

Aichhorn A (1957) Verwahrloste Jugend. Die Psychoanalyse der Fürsorgeerziehung, 4. Aufl. Huber, Bern

Alexander F (1956) Über das Spiel. Psyche 10: 11–28

Argelander H (1970) Die szenische Funktion des Ich und ihr Anteil an der Symptom- und Charakterbildung. Psyche 24: 325–345

Bach H (1971) Unterrichtslehre L – Allgemeine Unterrichtslehre der Sonderschule für Lernbehinderte. Marhold, Berlin Charlottenburg

Balint M (1972) Angstlust und Regression. Rowohlt, Reinbek/Hamburg

Battegay R (1976) Der Mensch in der Gruppe/Sozialpsychologische und dynamische Aspekte, 5. Aufl. Huber, Bern

Battegay R (1979) Der Mensch in der Gruppe/Gruppendynamik und Gruppenpsychotherapie, 3. Aufl. Huber, Bern

Bettelheim B (1980) Kinder brauchen Märchen. dtv, Stuttgart

Bion WR (1971, 1961) Erfahrungen in Gruppen und andere Schriften. Klett, Stuttgart

Blanck G, Blanck R (1978) Angewandte Ich-Psychologie. Klett-Cotta, Stuttgart

Blanck G, Blanck R (1980) Ich-Psychologie II/Psychoanalytische Entwicklungspsychologie. Klett-Cotta, Stuttgart

Bracken H v (1965) Entwicklungsgestörte Jugendliche. Juventa, München

Brinck C (1981) Für die Kleinen der Größte. Zeitverlag, Hamburg (Zeitmagazin Nr. 28 vom 3. Juli 1981)

Dave RH (1968) Eine Taxonomie pädagogischer Ziele und ihre Beziehung zur Leistungsmessung. In: Ingenkamp K, Marsolek T (Hrsg) Möglichkeiten und Grenzen der Testanwendung in der Schule. Beltz, Weinheim

Dolto F (o. J.) Personnologie et image du corps. La Psychoanalyse 6: 59

Doucet FW (1972) Psychoanalytische Begriffe – vergleichende Textdarstellung Freud-Adler-Jung, 2. Aufl. Heyne, München

Ende M (1979) Die unendliche Geschichte. Thienemanns, Stuttgart

Erikson EH (1978) Kinderspiel und politische Phantasie. Stufen in der Ritualisierung der Realität. Suhrkamp, Frankfurt am Main

Fenichel O (1974/75) Neurosenlehre I und II. Walter, Olten

Flitner A (1974) Curricula für die Vorschule. betrifft: erziehung 7/12/ 49–53

Freud A (1971) Wege und Irrwege der Kinderentwicklung, 2. Aufl. Huber-Klett, Stuttgart

Freud S (1900) Die Traumdeutung. Studienausgabe Bd II. Fischer, Frankfurt am Main

Freud S (1920) Jenseits des Lustprinzips. (Studienausgabe Bd III. Psychologie des Unbewußten) Fischer, Frankfurt am Main

Füchtner H (1978) Psychoanalytische Pädagogik. Psyche 32: 193–210

Gmelin OF (1980) Mama ist ein Elefant. Eltern entdecken eine neue Sprache. Die Symbolwelt der Kinderzeichnungen. Fischer, Taschenbuchverlag, Frankfurt am Main

Hansmann C (1959) Masken, Schemen, Larven – Volksmasken der Alpenländer. Bruckmann, München

Hartmann H (Hrsg) (1972) Bemerkungen zur Theorie der Sublimierung. In: Ich-Psychologie. Klett, Stuttgart

Haven H (1970) Darstellendes Spiel. Pädagogischer Verlag Schwann, Düsseldorf

Heinz R (1976) Über Regression. In: Eicke D (Hrsg) Psychologie des 20. Jahrhunderts, Bd II; Freud und die Folgen, Bd I. Kindler, München

Henseler H (1974) Narzißtische Krisen. Zur Psychodynamik des Selbstmords. Rowohlt, Reinbek/Hamburg

Hessischer Kultusminister (1978) Rahmenpläne für die Schule für Lernbehinderte – Kunst. Amtsblatt Sonderdruck, Wiesbaden

Hetzer H (1959) Spiel und Spielzeug für jedes Alter. Verlag Kleine Kinder, Lindau/Bodensee

Iben G (1979) „Abweichende" und defizitäre Sozialisation. In: Neidhardt (Hrsg) Frühkindliche Sozialisation – Theorien und Analysen. Enke, Stuttgart

Jacobi J (1981) Vom Bilderreich der Seele – Wege und Umwege zu sich selbst, 1. Aufl der Sonderausgabe. Walter, Olten

Jacobson E (1978) Das Selbst und die Welt der Objekte. Suhrkamp, Frankfurt am Main

Kast V (1978) Zum Umgang der Märchen mit dem Bösen. Thematische Zugänge zum Märchen als dynamischer Prozeß. In: Jacoby J, Kast V, Riedel J (Hrsg) Das Böse im Märchen. Bonz, Fellbach

Kemmler L (1967) Erfolg und Versagen in der Grundschule. Empirische Untersuchungen. Verlag für Psychologie, Göttingen

Körner J (1980) Psychoanalyse und Pädagogik. Psyche 34: 769–789

Kohut H (Hrsg) (1975a) Formen und Umformungen des Narzißmus. In: Die Zukunft der Psychoanalyse. Suhrkamp, Frankfurt am Main

Kohut H (Hrsg) (1975b) Überlegungen zum Narzißmus und zur narzißtischen Wut. In: Die Zukunft der Psychoanalyse. Suhrkamp, Frankfurt am Main

Koppitz EM (1972) Die Menschenzeichnung in Kinderzeichnungen und ihre psychologische Bedeutung. Hippokrates, Stuttgart

Kramer E (1978) Kunst als Therapie mit Kindern. Reinhardt, München

Kris E (1977) Die ästhetische Illusion. Phänomene der Kunst in der Sicht der Psychoanalyse. Suhrkamp, Frankfurt am Main

Laplanche J, Pontalis JB (1977) Das Vokabular der Psychoanalyse, 3. Aufl., Bd I und II. Suhrkamp, Frankfurt am Main

Leber A (1972) Psychoanalytische Reflexion – ein Weg zur Selbstbestimmung in Pädagogik und Sozialarbeit. In: Leber A, Reiser H (Hrsg) Sozialpädagogik, Psychoanalyse und Sozialkritik. Perspektiven sozialer Berufe. Luchterhand, Neuwied

Leber A (1976) Rückzug oder Rache – Überlegungen zu unterschiedlichen milieuabhängigen Folgen früher Kränkung und Wut. In: Dräger K et al (Hrsg) Jahrbuch der Psychoanalyse, Bd IX, Huber, Bern

Leber A (1979) (Einleitung zu:) Schäfer MJ: Musiktherapie als Heilpädagogik bei verhaltensgestörten Kindern, 2. Aufl. Fachbuchhandlung für Psychologie, Frankfurt am Main

Lutz C (1980) Kinder und das Böse. Kohlhammer, Stuttgart

Mahler E (1969) Beobachtbare kollektive Ich-Reaktionen am Beispiel einer psychoanalytischen Gruppensitzung und am Beispiel eines Theaterpublikums. Psyche 23: 507–516

Mahler MS (1972) Symbiose und Individuation, Bd 1: Psychosen im frühen Kindesalter. Klett, Stuttgart

Mahler MS (1975a) Symbiose und Individuation. Die psychische Geburt des Menschenkindes. Psyche 29: 609–625

Mahler MS (1975b) Die Bedeutung des Loslösungs- und Individuationsprozesses für die Beurteilung von Borderline-Phänomenen. Psyche 29: 1078–1095

Moser U (1967) Die Entwicklung der Objektbeziehung. Psyche 21: 97–124

Müller-Braunschweig H (1964) Frühe Objektbeziehungen und Künstlerische Produktion. In: Jahrbuch der Psychoanalyse, Bd III. Huber, Bern

Müller-Braunschweig H (1974) Psychopathologie und Kreativität. Psyche 24: 600–634

Müller-Braunschweig H, Möhlen K (1980) Bericht über die stationäre Behandlung eines Patienten mit einem psychogenen Anfallsleiden unter besonderer Berücksichtigung der averbalen Therapieformen. Psyche 34: 1073–1091

Müller-Pozzi H (1980) Besonderheiten der Psychoanalyse mit Jugendlichen. Psyche 34: 339–364

Navratil L (1976) Schizophrenie und Sprache. Schizophrenie und Kunst. dtv, München

Neidhardt W (1977) Kinder, Lehrer und Konflikte. Vom psychoanalytischen Verstehen zum pädagogischen Handeln. Juventa, München

Neumann-Schönwetter M (1981) Es war einmal ein Konflikt. Das Verhältnis von Außenwelt und Innenwelt im Märchen. Psychologie heute 8/3: 14–18

Nunberg H (1930) Die synthetische Funktion des Ich. Internationale Z Psychoanal 16: 301–318

Peller L (1969) Das Spiel als Spiegel der Libido-Entwicklung. In: Biermann G (Hrsg) Handbuch der Kinderpsychotherapie, Bd 1. Reinhardt, München

Peseschkian N (1979) Der Kaufmann und der Papagei. Orientalische Geschichten als Medien in der Psychotherapie. Fischer Taschenbuchverlag, Frankfurt am Main

Piaget J (1969) Nachahmung, Spiel, Traum. Die Entwicklung der Symbolfunktion. Gesammelte Werke; Studienausgabe, Bd V. Klett, Stuttgart

Prinzhorn H (1922) Bildnerei der Geisteskranken. Ein Beitrag zur Psychologie und Psychopathologie der Gestaltung. Springer, Berlin

Rambert ML (1977) Das Puppenspiel in der Kinderpsychotherapie. Reinhardt, München

Rank O, Sachs H (1913) Die Bedeutung der Psychoanalyse für die Geisteswissenschaften. Grenzfragen des Nerven- und Seelenlebens 93: 1–111

Reiser H (1972) Zur Praxis der psychoanalytischen Erziehung in der Sonderschule. In: Leber A, Reiser H (Hrsg) Sozialpädagogik, Psychoanalyse und Sozialkritik. Luchterhand, Neuwied

Richter HG (Hrsg) (1977) Therapeutischer Kunstunterricht. Schwann, Düsseldorf

Richter HE (1980) Die Gruppe. Hoffnung auf einen neuen Weg, sich selbst und andere zu befreien. Rowohlt, Reinbek Hamburg

Rosenkötter RM (1980) Märchen als Entwicklungspsychologie. Psyche 34: 168–207

Sänger A (1969) Die nicht deutende Spieltherapie. In: Biermann G (Hrsg) Handbuch der Kinderpsychotherapie, Bd I. Reinhardt, München

Sager P, Raubert T (1981) Die frühern Jahre des Wunderkindes Pablo. Zeitverlag, Hamburg (Zeitmagazin Nr. 43 vom 16. Oktober 1981)

Schmidtchen S (1975) Psychologische Tests für Kinder und Jugendliche. Verlag für Psychologie, Göttingen

Schmidtchen S, Erb A (1979) Analyse des Kinderspiels. Ein Überblick über neuere psychologische Untersuchungen. Athenäum, Königstein/Ts

Sendak M (1967) Wo die wilden Kerle wohnen. Diogenes, Zürich

Spitz RA (1960) Die Entwicklung der ersten Objektbeziehungen. Klett, Stuttgart

Stern W (1971) Psychologie der frühen Kindheit, 10. Aufl. Quelle & Meyer, Heidelberg

Theunissen G (Hrsg) (1980) Überlegungen zu einer ästhetischen Erziehung in einer Schule für Lernbehinderte. In: Ästhetische Erziehung bei Behinderten. 9 Beiträge zur Sozial- und Sonderpädagogik in Schule, Heim und Freizeit. Maier, Ravensburg

Ungerer T (1974) Kein Kuß für Mutter. Diogenes, Zürich

Widlöcher D (1974) Was eine Kinderzeichnung verrät. Methoden und Beispiele psychoanalytischer Deutung. Kindler, München

Winnicott DW (1974) Reifungsprozesse und fördernde Umwelt. Kindler, München

Wörner G (1977) Aktionsorientierte Arbeitsformen in der ästhetischen Erziehung. In: Richter HG (Hrsg) Therapeutischer Kunstunterricht. Schwann, Düsseldorf

Wyss D (1977) Die tiefenpsychologischen Schulen von den Anfängen bis zur Gegenwart. Entwicklungen, Probleme, Krisen, 5. Aufl. Vanderhoeck & Ruprecht, Göttingen
Zielinski W (1974) Lernschwierigkeiten: Ursachen und Beeinflussungsmöglichkeiten. In: Weinert FE et al (Hrsg) Pädagogische Psychologie (Funkkolleg), Bd 2. Fischer, Frankfurt am Main